# MÉMOIRES

ET

# OBSERVATIONS PRATIQUES

DE

# MÉDECINE-VÉTÉRINAIRE.

# MÉMOIRES

ET

# Observations Pratiques

DE MÉDECINE-VÉTÉRINAIRE,

*Ouvrage couronné par la Société Royale d'Agriculture de Paris,*

**Par B. MOUSIS,**

MÉDECIN-VÉTÉRINAIRE DU HARAS DÉPARTEMENTAL DES BASSES-PYRÉNÉES.

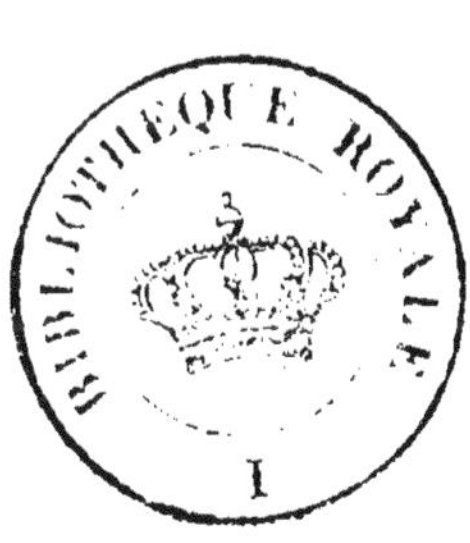


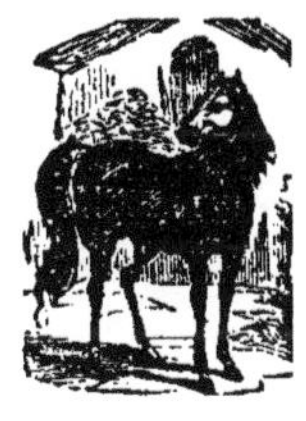

PAU.

Imprimerie et Lithographie de É. Vignancour.

1840.

# INTRODUCTION.

De toutes les sciences, il n'en est aucune qui ait autant besoin de l'étude des faits que la médecine-vétérinaire; ce n'est que par une longue série d'observations que l'on parvient à la connaissance des vérités générales. On ne saurait trop attentivement recueillir les observations particulières étudiées avec soin dans le grand livre de la nature, et surtout noter les différens phénomènes que les mêmes maladies nous montrent pendant leur cours; principalement celles qui offrent un certain degré d'intérêt, soit par leur rareté, leur complication, soit surtout par les grands changemens qu'elles présentent dans différens animaux; car on ne peut révoquer en doute, que la même maladie, dans les animaux de la même espèce, nous montre très-souvent des phénomènes bien différens, et le traitement doit être en rapport avec ces circonstances.

Le praticien qui a du jugement et du savoir, doit, dans chaque maladie qu'il traite, se créer une nouvelle théorie et la modifier selon les circonstances. On devrait autant que possible s'occuper un peu moins de ces ingénieux systèmes créés dans le silence du cabinet;

car on ne doit pas se dissimuler qu'il y en a, et en grand nombre, qui ont été écrits par des hommes qui ne les avaient que superficiellement étudiés et qui ont en grande partie fondé leurs descriptions sur les théories de la médecine de l'homme. L'art de guérir est sorti du sentier de l'observation, et ce n'est que par l'observation que l'on parviendra à acquérir les connaissances approfondies des maladies. Pour les bien traiter, il faut nécessairement les bien connaître, et, pour les bien connaître, il faut en avoir fait une étude suivie aux pieds des maladies; celles qui, par leurs caractères, leurs causes, nous paraissent les plus simples, dont on fait peu de cas, et qu'un simple traitement hygiénique guérit en général, quelquefois se compliquent et prennent un caractère tellement grave et dangereux qu'elles méritent la plus grande attention.

La médecine des bêtes bovines est encore trop arriérée comparativement à celle des solipèdes, et le rang important qu'elle occupe dans la science vétérinaire fait qu'on doit, pour ne pas la laisser dans l'état où elle est, recueillir avec les plus grands soins toutes les observations qui y sont relatives. Malgré le peu d'intérêt qu'elles paraissent offrir quelquefois, elles ne méritent pas moins notre attention; car ce n'est que par leur concours et leur réunion que l'on pourra plus tard en obtenir quelques résultats pour former un traité élémentaire indispensable à l'avancement de cette branche de la médecine-vétérinaire, et ce n'est que par ce moyen que l'on parviendra insensiblement à détruire le règne des préjugés de l'empirisme et l'abus des procédés routiniers qui jouent toujours un grand rôle dans le traitement de toutes les maladies contagieuses qui malheureusement ravagent trop souvent nos campagnes.

Le travail que j'offre est le résultat de vingt années de pratique. Ce n'est pas pour l'homme de l'art que je publie cet ouvrage; mes prétentions sont loin d'être aussi élevées; mon seul désir a été de mettre ce recueil, autant que possible, à la portée des cultivateurs. Nos vallées, dont la grande ressource est le nourrissage des bestiaux, se trouvent éloignées des vétérinaires; les propriétaires sont forcés de livrer leurs animaux malades à des hommes qui n'ont jamais fait la moindre étude de la médecine des animaux, et chez qui on trouve rarement des vues utiles, relatives à la thérapeutique; au contraire, ils font ordinairement usage de moyens qui sont plutôt préjudiciables que salutaires; aussi un grand nombre de maladies, traitées par eux, changent tout de suite de nature et demeurent quelquefois mortelles, tandis qu'un simple traitement ou les seuls efforts de la nature auraient suffi pour en triompher.

J'ai long-temps hésité à faire paraître ce petit ouvrage, dans lequel l'histoire de quelques maladies contagieuses est tracée avec le plus grand soin; plusieurs considérations puissantes m'avaient fait suspendre l'exécution de mon projet; elles ont enfin été détruites par le motif plus puissant d'être utile à nos contrées et par diverses récompenses bien flatteuses qu'a daigné m'accorder la Société Royale et centrale d'Agriculture (1), à laquelle j'ai eu l'honneur d'envoyer, dans différens concours, la plus grande partie des matériaux que je publie aujourd'hui; je prie cette Société savante de me permettre de lui adresser ici l'hommage de ma profonde reconnaissance.

Voici, en peu de mots, l'ordre que j'ai suivi dans l'exposition des matières contenues dans ce recueil; il se

(1) En 1827, elle me décerna la grande médaille d'argent; en 1828 et 1829, elle fit mention honorable des Mémoires et Observations que je lui avais adressés; en 1835, elle me décerna le théâtre d'agriculture d'Olivier de Serres; en 1836, elle m'accorda une médaille d'or; en 1838, elle a ajouté à sa bienveillance distinguée par le rapport de tous les prix obtenus jusqu'à ce jour.

compose : 1.° d'un traité sur le charbon et le typhus charbonneux, 2.° d'un mémoire et des observations sur la gastro-entérite aiguë des bêtes bovines ; 3.° d'un mémoire sur la pneumonie chronique ou phthisie pulmonaire tuberculeuse des bêtes bovines ; 4.° d'un mémoire sur la gourme ; 5.° d'un mémoire sur la gale ; 6.° d'une observation sur le crapaud ; 7.° d'une observation sur une ischurie complète ( retention d'urine ), avec adhérence de la vessie et de l'intestin rectum.

Loin de moi l'idée de vouloir donner un ouvrage orné d'un style élégant, je ne me dissimule pas qu'une pareille prétention serait bien au-dessus de mes forces ; mon unique but est d'exposer avec autant de simplicité que de fidélité ce que j'ai vu.

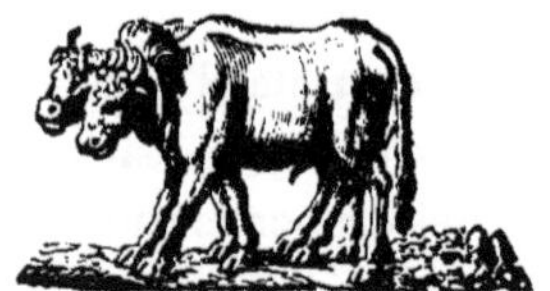

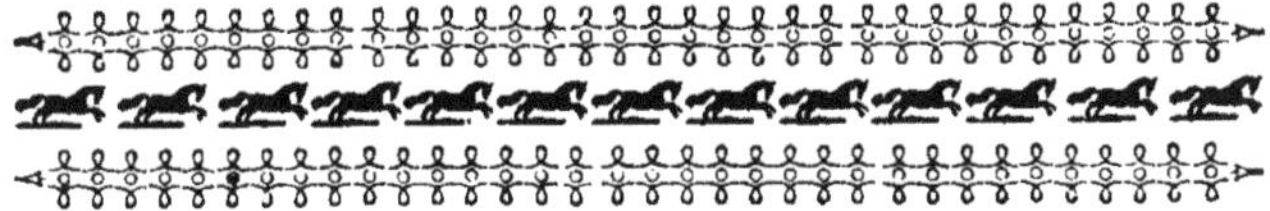

# MÉMOIRES

ET

# OBSERVATIONS PRATIQUES

## DE MÉDECINE-VÉTÉRINAIRE.

### Du Charbon ou Anthrax.

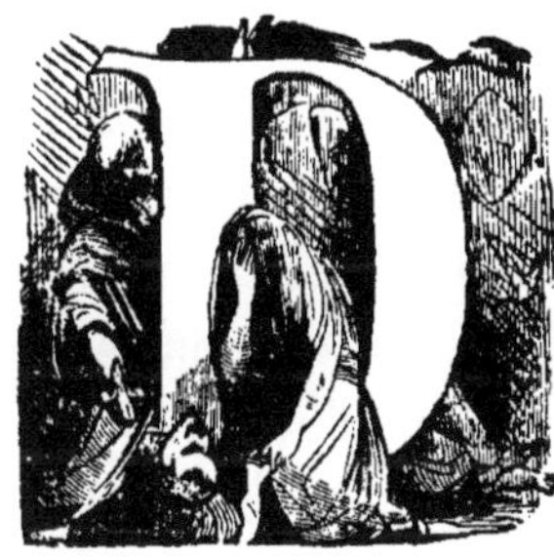

E toutes les maladies qui affectent les animaux domestiques, la plus désespérante, sans doute, et la plus prompte dans ses effets, pour peu que l'on tarde à en arrêter les progrès, est celle que l'on nomme *Charbon* ou *Anthrax*, deux noms, dont le second est grec, et qui signifient une même chose, de ce que cette tumeur, *dans l'homme*, noircit promptement à son sommet et passe à l'état de gangrène bientôt après qu'elle s'est manifestée.

*Dans les animaux*, la couleur noire de la peau est bien moins prononcée et souvent même elle ne l'est pas du tout. Cette affection, si généralement connue, a reçu une foule d'autres noms, suivant les contrées où on l'a observée, et surtout selon la place qu'elle occupe.

Les mots de *Charbon* et d'*Anthrax* sont indistinctement employés en médecine-vétérinaire pour désigner une tumeur inflammatoire et contagieuse qui dégénère promptement en gangrène et qui a son siége ordinaire à la peau et au tissu cellulaire sous-jacent. Cette affection se développe spontanément ou par contagion et prend plusieurs aspects différents. Quelquefois elle se montre à l'extérieur du corps en une ou plusieurs tumeurs, plus ou moins saillantes, plus ou moins dures, tantôt environnées d'un bourrelet plus ou moins engorgé, tantôt peu prononcées, très-aplaties, étendues et entourées d'une œdème; en les touchant avec la main, on entend de la crépitation; le plus ordinairement on les reconnaît à l'apparition d'une petite élévation pointue, d'autrefois elles se trouvent légèrement déprimées, et en y portant un peu d'attention, on distingue vers le centre une petite ouverture presqu'imperceptible.

Quand le charbon est local, les tumeurs sont isolées, elles se montrent indistinctement sur différentes parties du corps et se déclarent ordinairement sans autres symptômes que ceux qui suivent son apparition. Il est extrêmement rare qu'elles soient alors précédées de quelque signe maladif; il n'en est pas de même de l'affection désignée par Chabert, sous le nom de *fièvre charbonneuse.* Cette fièvre, rapidement mortelle, est ordinairement accompagnée de tumeur charbonneuse et de désordres généraux qui se terminent bientôt par la gangrène de quelques-uns des organes intérieurs.

Le *charbon*, proprement dit, débute par une petite élévation qui augmente dans les tempéramens sanguins et irritables de la manière la plus rapide, à tel point, que souvent dans l'espace d'une heure elle égale la grosseur de la tête d'un enfant. Son siège le plus ordinaire est dans le tissu cellulaire sous-cutané; il est plus ou moins dangereux selon les parties qu'il affecte; sa situation autour de la tête, aux glandes parotides, au poitrail, aux mamelles, aux parties de la génération, le rend plus dangereux que lorsqu'il est situé partout ailleurs. Il est aussi plus à craindre à l'égard de certains animaux: j'en ai vu des exemples frappants; des ânes et des mulets, qui en étaient affectés, sont morts en général bien plutôt que les animaux d'un tempérament moins irritable, parce que l'inflammation gangreneuse fait chez eux des progrès plus rapides; dans ceux-ci le développement de la tumeur n'arrive ordinairement à sa dernière période qu'au bout de vingt à vingt-quatre heures; j'ai vu des cas où les animaux ont résisté pendant dix jours avec des tumeurs charbonneuses. Quand la tumeur est lente à se développer, on voit que toute sa superficie est d'un jaune noirâtre couvert de petites phlictènes d'où suinte une sérosité jaunâtre et limpide.

Dans le bœuf et la vache, dont le tempérament est en général phlegmatique, par conséquent moins irritable que celui des solipèdes, les tumeurs charbonneuses sont quelquefois parvenues à ce degré de développement sans qu'on ait remarqué sur ces animaux d'autres signes maladifs; cependant, dans la généralité des cas, les animaux qui en sont atteints sont tristes et très-abattus, la tête tendue, les nasaux dilatés et les flancs fortement agités; il est rare que les tumeurs charbonneuses s'ouvrent d'elles-mêmes; il arrive bien plus souvent qu'elles diminuent de volume, l'animal paraît soulagé, tout semble rentrer dans l'état normal. Mais ce mieux factice n'est pas de longue durée; une métastase d'irritation sympathique s'opère et quelque organe essentiel à la vie ne tarde pas à en être affecté; généralement alors la diarrhée survient, les déjections rendent une odeur insupportable; quelquefois, mais plus rarement, les animaux sont constipés, les forces diminuent, les membranes muqueuses s'injectent, la respiration devient de plus en plus laborieuse, des frissons continuels apparaissent, le pouls est très-faible, vibrant, accéléré, les forces s'épuisent et l'animal succombe dans des convulsions terribles.

Tous les animaux sont sujets à l'*anthrax*, mais le cheval, le bœuf, le mouton et le cochon en sont le plus souvent affectés. Cette maladie, essentiellement contagieuse, se communique, non-seulement d'une espèce à une autre, mais même de l'animal à l'homme, surtout quand la partie affectée du charbon se trouve en contact avec quelque blessure de la peau. Le *charbon essentiel* peut se déclarer d'une manière spontanée comme une grande partie des phlegmasies du système cutané et cellulaire, sans être l'effet sympathique d'une irritation intérieure; il n'en est pas de même du *typhus charbonneux*, qui semble être l'effet d'une métastase d'irritation qui affecte ordinairement les voies digestives. Le *charbon* peut régner de trois différentes manières; il est ou *sporadique*, ou *épizootique*, ou bien *enzootique;* dans l'un ou dans l'autre de ces trois cas, il n'en est pas moins contagieux, mais les ravages en sont bien différents. Il est rare que chaque année le *charbon sporadique* ne règne indifféremment en tout temps et en tous lieux, sur quelques individus ça et là, sans cause connue : le *charbon enzootique*, plus rare que le premier, puisqu'il ne se manifeste qu'à certaines époques périodiques, par rapport à une contrée ou particulières à certaines localités, est d'autant plus dangereux qu'il est habituel, stationnaire dans les lieux qu'il frappe. Le *charbon épizootique* ou le *typhus charbonneux*, qui est la même chose, est celui qui se montre le plus rarement; mais il n'en est pas moins redoutable dans ses effets puisqu'il attaque indistinctement et à la fois un très-grand nombre d'espèces différentes dans une très-grande étendue de terrain non limité et pendant un temps plus ou moins long.

Les épizooties sont souvent étrangères aux pays qu'elles ravagent; elles nous sont souvent apportées du dehors; elles frappent à la fois un grand nombre de victimes avant même qu'on ne s'aperçoive de leur existence; souvent leur marche est effrayante, leurs effets sont ordinairement mortels. Le *typhus charbonneux* n'est, à proprement parler, que le complément de celui d'épizootie; il est généralement caractérisé, ainsi que je l'ai déjà fait observer, par une phlegmasie aiguë et très-intense du canal digestif, accompagnée de tumeurs charbonneuses et d'une fièvre particulière. Cette affection est d'autant plus redoutable que les animaux qui en sont atteints meurent souvent sans qu'on ait pu apercevoir sur eux la moindre trace qui en décelât l'existence, et s'ils en montrent quelques symptômes ce n'est que quand tout remède devient inutile.

Certaines contrées sont plus ou moins exposées au *charbon enzootique*; ce n'est pas dans les pays les plus secs, où dans certaines saisons les eaux deviennent rares, que cette maladie se montre le plus souvent; les pays de montagnes y sont plus sujets, car ils sont exposés aux vicissitudes des saisons : la température y varie à chaque instant, les pluies y sont fréquentes, les fourrages souvent mal récoltés. Le département des Basses-Pyrénées en offre un exemple frappant; il a été souvent le théâtre de cette malheureuse affection; il n'est point d'années où elle ne s'y déclare avec des caractères qui ont plus ou moins de malignité : il arrive très-souvent que la maladie a enlevé un nombre d'animaux avant qu'on n'ait eu le temps d'appeler un vétérinaire. — Dans les animaux comme dans l'homme, le charbon se montre sous différents aspects; le plus souvent il paraît à l'extérieur du corps en une ou plusieurs tumeurs, plus ou moins prononcées, tantôt très dures, tantôt aplaties et peu saillantes, quelque fois la peau environnant la partie malade se couvre d'exanthèmes, d'autres fois il se montre dans l'intérieur de la bouche. Je vais considérer séparément ces différentes espèces de variétés, afin d'en rendre la description plus exacte.

Le *charbon* qui se montre à l'extérieur du corps comprend plusieurs variétés basées sur la forme et les caractères des tumeurs, particularités dépendantes des différentes espèces d'animaux que cette maladie affecte.

## PREMIÈRE VARIÉTÉ.

**Charbon proprement dit qui se déclare en forme de tumeurs phlegmoneuses.**

Cette variété d'*anthrax* est en général la plus commune; elle affecte plus particulièrement les solipèdes. Son apparition est rarement précédée de quelque signe maladif; la tumeur se montre d'abord petite, dure ou dans un état d'inflammation très intense; dans les animaux d'un tempéramment irritable, tels que l'âne et le mulet, elle devient en peu d'heures très volumineuse et ne tarde pas à passer à l'état de gangrène la plus complète. Son siège ordinaire est au poitrail, aux parties latérales de l'abdomen et aux cuisses; au lieu que dans les bêtes bovines la tumeur est ordinairement située aux parties de la génération, à la partie antérieure des épaules et aux glandes parotides. Cette tumeur charbonneuse est ordinairement isolée, elle affecte d'abord régulièrement en même temps la peau et le tissu cellulaire sous-jacent; bientôt après elle affecte les muscles, les vaisseaux et les nerfs. Dans cette variété, comme dans toutes les autres, le tempérament de l'individu contribue d'une manière puissante au prompt développement de la tumeur : dans quelques animaux, elle se développe dans l'espace de deux à trois heures; dans le plus grand nombre de cas elle n'arrive à son entier développement qu'au bout de dix-huit à vingt heures. Dans les grands animaux, le volume n'excède guère la grosseur de la tête d'un homme; elle est ordinairement très-dure, la peau tuméfiée est presque insensible, toute la superficie est d'un jaune noirâtre et quelquefois se trouve couverte de petites phligtènes; le tissu cellulaire sous-cutané est aussi d'un jaune noirâtre gélatineux : ces tumeurs se montrent indistinctement sur toutes les parties du corps, mais elles semblent généralement préférer le poitrail; de là sont venus les noms d'*Encœur*, d'*Anticœur*, d'*Avantcœur*, qui lui ont été donnés par nos anciens auteurs. Quand il est situé à la cuisse, on le désigne sous le nom singulier de *trousse-galant*; il semble aussi choisir de préférence le devant de l'épaule, le dos et le ventre. Quand la tumeur charbonneuse est parvenue à ce degré de développement, en général les animaux deviennent tout-à-coup tristes, leur marche est chancelante, par momens les yeux sont hagards et enflammés : alors le pouls est très-agité; on compte quelquefois jusqu'à cent pulsations par minute. Toutes les fonctions sont plus ou moins diminuées; la fièvre d'abord intense s'apaise tout-à-coup, les symptômes inflammatoires s'évanouissent, l'animal semble un instant reprendre ses fonctions; mais ce mieux factice, capable d'en imposer à celui qui ne connaît qu'imparfaitement la marche de cette maladie, est toujours l'avant-coureur de la

2

mort. Bientôt après, les frissons surviennent; il y a prostration complète des forces vitales, les yeux abattus, insensibilité et froid de la partie malade, le pouls vîte, petit et intermittent, respiration laborieuse; les naseaux sont dilatés, les membres écartés, la marche nulle : quelque fois il survient des convulsions, qui finissent bientôt avec la vie.

**DES CAUSES**. — Il en est de cette maladie comme de beaucoup d'autres, une foule de causes peuvent concourir à son développement; le difficile est souvent de les connaître. Parmi celles qui agissent d'une manière lente, mais dont les actions sont continuelles et qui prédisposent plus ou moins les animaux à cette affection, on peut citer la mauvaise qualité des alimens, les foins mal séchés, moisis, poudreux, privés de leurs sucs nutritifs, qui surchargent l'estomac de matières peu favorables au travail de la digestion et nuisent plus ou moins à la réparation des forces vitales; on sait aussi qu'une longue sécheresse, comme de longues pluies, l'usage des eaux stagnantes, croupies, animalculées, les vicissitudes des saisons, des étables mal construites, mal exposées et manquant souvent de la hauteur et de la largeur nécessaires, mal aérées, malpropres, peuvent également y concourir. Presque toujours les étables se trouvent sous l'influence de quelque cause morbifique : le sol sur lequel reposent les animaux est en général creusé d'un pied au-dessous du niveau du terrain; cette mauvaise habitude, généralement répandue dans beaucoup de pays, est maintenue (ainsi que je l'ai déjà démontré dans d'autres maladies), parce qu'on veut laisser croupir et pourrir le fumier sous les pieds des animaux, afin de lui donner une qualité supérieure. Une telle méthode peut facilement concourir, par le résultat de la fermentation putride à accroître dans les fortes chaleurs la température des étables et par leurs émanations altérer l'air, qui est déjà vicié par la respiration des animaux; le fourrage que l'on est dans l'usage de mettre au-dessus des étables se charge de ces émanations, il se détériore plus ou moins; son usage, comme aliment, peut devenir une des principales causes de cette maladie.

Ce qui contribue également à son développement, c'est la mauvaise habitude que l'on a, dans certains endroits, d'abandonner les animaux au pacage pendant tout l'été, nuit et jour, exposés à toutes les intempéries. On peut également placer au rang des causes morbifiques, la malpropreté des animaux quand on les tient dans les étables, l'agglomération dans une habitation peu spacieuse, leur passage subit de ces habitations au pacage, enfin l'inobservation des règles de l'hygiène. On ne peut disconvenir que ces diverses causes, surtout quand plusieurs sont réunies, ne soient capables de produire des altérations plus ou moins graves dans l'économie et que leur persistance dérange insensiblement toutes les fonctions et finit tôt ou tard par donner lieu au développement des maladies les plus sérieuses.

Il est des cas où l'*anthrax* se déclare sur un ou plusieurs animaux sans qu'il soit possible de découvrir ce qui l'a occasionné; car il arrive bien souvent que des animaux, à l'égard desquels les principes de l'hygiène sont peu observés, s'abreuvent habituellement d'eau de mare et même d'égoûts de fumier, reçoivent une nourriture malsaine, ont des habitations insalubres ou sont abandonnés jour et nuit au pacage, sans être, que bien rarement, affectés de la maladie dont il s'agit. Cela tient aux prédispositions que les animaux portent pour telles maladies plutôt que pour telles autres; il arrive que la même cause morbifique agissant sur plusieurs animaux en même-temps, chez les uns tel organe s'affecte, chez les autres tel autre organe devient malade : c'est en cela que consistent les différences des cas *pathologiques* dans les épizooties. Rarement les animaux échappent à l'influence de la prédisposition, quand surtout une mauvaise nourriture et un travail forcé viennent la seconder.

*La contagion* est une des principales causes de l'invasion de l'*anthrax ;* cette affection se propage d'autant plus qu'on néglige presque toujours d'employer les précautions convenables.

*La contagion* ne peut être révoquée en doute, surtout lorsque le *charbon* a pris un caractère *euzootique* ou *épizootique ;* il n'en est pas de même lorsqu'il se montre çà et là sur quelques animaux seulement ; l'inoculation même, en pareil cas, n'est pas toujours suivie du développement d'une tumeur *charbonneuse.* Voilà pourquoi les opinions sont partagées sur le caractère contagieux ou non contagieux de cette maladie; mais dans l'incertitude, il faut faire usage de tous les moyens imaginables afin d'en empêcher la propagation; il vaut bien mieux prendre quelques précautions inutiles que d'en négliger une nécessaire.

Lorsque la maladie se montre sur beaucoup d'animaux à la fois et qu'elle semble prendre un caractère épizootique, le traitement doit être curatif et préservatif. Lorsqu'elle est simplement *sporadique* et qu'elle n'affecte que quelques animaux, le traitement est simplement local ; il n'y a qu'un moyen à employer, c'est de procéder le plus promptement possible à la *scarification des tumeurs* dans toute leur étendue et aussi profondément qu'on peut, ayant égard cependant aux parties sur lesquelles elles ont leur siège. Il est également essentiel de ménager les parties vives ; les *incisions longitudinales* sont préférables à l'*incision cruciale* conseillée par quelques auteurs; le résultat est le même et la plaie a l'avantage de se cicatriser bien plus promptement. On doit, dans tous les cas, renoncer à l'excision complète de la tumeur dans toute sa circonférence et sa profondeur. Un auteur conseille même d'exciser la tumeur à quelque distance au-delà de sa base, et immédiatement après de cautériser hardiment et profondement toute la surface vive avec le cautère actuel; ces moyens extrêmes sont susceptibles de provoquer non seulement une inflammation locale très-intense, mais même une réaction générale plus ou moins forte, et la vie de l'animal court le plus grand danger. De pareils moyens ne m'ont jamais réussi. Il faut également renoncer aux *raies de feu* autour de la tumeur; l'expérience m'a prouvé qu'elles facilitent plutôt le développement de la gangrène qu'elles n'en bornent les effets : en débridant simplement la tumeur par des scarifications, on obtient un résultat bien plus efficace. Les incisions doivent être placées à une distance assez éloignée les les unes des autres; il faut observer, ainsi que je l'ai déjà dit, de ne pas les étendre au-delà de la partie mortifiée et compacte, parce qu'en attaquant les chairs vives, dont la sensibilité est très-augmentée, on est sûr de voir aggraver les accidens; au lieu que, par le moyen de simples incisions, on est bien plus certain de borner les effets de la gangrène, si elle n'a pas déjà fait des ravages intérieurs, et à toute rigueur, cette opération suffirait sans être secondée par l'emploi des remèdes intérieurs, surtout dans les animaux d'un tempérament sanguin et d'une forte constitution. Quand du reste l'organisation entière ne se trouve pas affectée, il s'écoule de ces engorgemens une assez grande quantité de sérosité roussâtre plus ou moins acre, qui agit avec quelque intensité sur les parties où elle se trouve répandue; quelquefois même elle les gangrène.

L'intérieur des tumeurs est ordinairement d'un jaune verdâtre ou d'un jaune foncé tirant sur le noir. Immédiatement après l'opération, on applique dans les incisions de légers plumasseaux recouverts d'un onguent digestif très-doux; il convient de mettre par dessus tout un large cataplasme émollient, un séton animé au poitrail ou au fanon des bêtes bovines; j'ai fait usage avec le plus grand avantage de la saignée sur les sujets sanguins et d'une forte constitution. Après les premiers pansemens, quand les plaies sont d'un beau rouge, on fait usage pendant quelque temps du digestif annoncé, et quand la suppuration commence à diminuer, on emploie simplement des étoupes sèches; si par quelques circonstances la tumeur charbonneuse s'abcédait difficilement et qu'elle parût rentrer en dedans, il conviendrait d'employer tout de suite les purgatifs énergiques et d'appliquer sur l'abcès un onguent composé de *basilicum*, d'un peu de *cantharides* et d'essence de *thérebentine*, auquel on ajouterait un peu de *sublimé corrosif* ou d'*arsenic*, afin de prévenir une *métastase* d'irritation qui agit sympathiquement sur quelque organe intérieur. Il arrive quelquefois, mais très-rarement, qu'après la guérison de la première tumeur, il en paraît d'autres moins considérables à la vérité; on suit, dans cette circonstance, le même mode de traitement que pour la première tumeur. Il serait très-imprudent de pratiquer les opérations dont il s'agit, si on avait la moindre écorchure ou la plus légère inflammation à la peau des mains; on doit, en pareil cas, se servir de gants de peau ou de taffetas ciré. Il est même imprudent de pratiquer ces opérations pendant que les mains sont en moiteur; nous en avons malheureusement des exemples frappans. Plus d'un vétérinaire a été victime à cet égard de son imprévoyance. Il n'est pas moins important, si le sang saute sur la figure, de l'enlever tout de suite; combien d'accidens n'avons-nous pas également vu survenir par le contact de ce fluide, sur les parties dépourvues d'*épiderme*.

Il serait imprudent de débuter par l'emploi des *toniques irritans; les mucilagineux* à l'intérieur sont d'une nécessité presque absolue, surtout quand toute l'économie paraît plus ou moins participer à cette affection. Il convient de placer le malade dans un lieu propre et bien sain; un régime sévère doit être observé. On prescrira également des boissons acidulées, légèrement nitrées; on doit être fort réservé, ainsi que je l'ai déjà fait observer, à l'égard des *breu-*

*vages toniques* administrés quelquefois en pareil cas ; les adoucissans, les *mucilagineux* en breuvage et en lavemens conviennent beaucoup mieux. On doit autant que possible, quand on doit faire usage des toniques, donner la préférence aux moins dispendieux et les plus à la portée des propriétaires, tels que la racine de *gentiane*, l'*écorce de chêne*, les *baies de genièvre*, les *absinthes*, les *sauges*, la *lavande*, le *romarin*, enfin toutes les plantes *aromatiques* et *amères*. Le régime convient comme dans tous les cas d'une maladie grave. Quand les animaux sont en bonne voie de guérison, ils ne doivent être remis à leur nourriture ordinaire que par gradations et avec beaucoup de ménagement; cette précaution doit également être observée pour le travail. Quant au *traitement préservatif*, il doit être relatif à la cause qui a produit le *charbon* et au caractère que celui-ci a pris par son développement, à la saison et au régime auquel les animaux ont été soumis. En général, les sétons, de légers toniques et les *antiseptiques* conviennent dans tous les cas. On doit surtout prévenir tout ce qui peut propager la maladie. Les cadavres seront enfouis avec le plus grand soin ; la négligence à les enterrer a été bien souvent funeste à quelques personnes que la cupidité portait à leur ôter la peau. Quand le *charbon* se montre avec des caractères *épizootiques*, il importe de faire une rigoureuse attention à tout ce qui peut recéler des germes contagieux. A l'article *épizootie*, je ferai connaître les moyens à employer pour en arrêter les funestes progrès.

## DEUXIÈME VARIÉTÉ.

### Charbon sous forme de tumeurs aplaties, particulières aux bêtes bovines.

En général, le *charbon* qui affecte ces animaux diffère par sa forme de celui qui affecte les *monodactyles*, mais les résultats sont à peu près les mêmes, à la différence près que cette variété prend souvent un caractère de malignité très-prononcé. La tumeur se montre indistinctement aux mamelles, à la partie antérieure de l'épaule, aux *glandes parotides*, *au fanon*, sur les côtes, sous le ventre et sur les parties latérales. On est bien plus certain du succès de l'opération lorsque le *charbon* se montre sur ces dernières parties; mais quand l'apparition a lieu aux mamelles, aux *glandes parotides* ou à la partie antérieure de l'épaule, la guérison est beaucoup plus incertaine et les animaux succombent ordinairement en très-peu de temps. Le plus ordinairement, la tumeur *charbonneuse* n'est précédée d'aucun signe maladif; elle paraît d'abord d'un très-petit volume; ses progrès en grosseur sont tels qu'en moins de demi heure elle a acquis une grosseur qui est à peu près celle de la tête d'un homme; ensuite elle se propage avec une promptitude étonnante à la faveur du *tissu cellulaire*. Quand la tumeur s'étend sous la gorge, alors la respiration devient très-laborieuse et l'animal meurt suffoqué. Quand elle a pris presque tout son développement, la respiration devient gênée, l'animal est raide et pris des quatre membres; on éprouve la plus grande difficulté pour le faire changer de place; il perd l'appétit; les *artères* sont gorgées et tendues; les battemens du cœur sont très-forts et se font quelquefois entendre à une certaine distance. Ces *symptômes* sont accompagnés de la suppression complète du lait et de la *prostration* des forces; la *diarrhée* survient et répand une odeur insupportable; les animaux éprouvent des frissons continuels et meurent dans l'espace de huit à dix heures.

L'intérieur des cavités *splanchniques* et les organes qui les renferment participent assez souvent aux effets de cette maladie, surtout quand elle a pris un caractère *épizootique* ou *endémique*. Dans les différentes ouvertures que j'ai faites, j'ai remarqué dès l'abord que les cadavres étaient extrêmement enflés, et que l'extrémité du *rectum*, très-renversé, était d'une couleur verdâtre; des taches gangréneuses couvraient l'*épiploon*, le *mésentère* et certaines parties des *intestins grêles* qui étaient d'ailleurs très-enflammés; la gangrène avait gagné les muscles *sous lombaires* de plusieurs vaches; dans d'autres la *panse* et la *caillette* étaient enflammées et couvertes de taches noires; la membrane *épidermoïde de la panse* se détachait facilement; la membrane interne des autres estomacs se trouvait dans un aussi mauvais état; toutes les chairs enfin se déchiraient très-facilement et répandaient une odeur insupportable; des épanchemens sanguins avaient formé un amas dans la cavité *abdominale;* dans d'autres, les *poumons* étaient très-enflammés et gorgés d'un sang extrêmement noir; la membrane *folliculeuse de la trachée-artère* remplie d'une quantité considérable de mucosité jaunâtre; l'arrière-bouche légèrement enflammée, la *plèvre*, le *médiastin* et le *péricarde* également enflammés. Telles sont les altérations *pathologiques* que j'ai observées et notées sur de nombreux cadavres, lors de l'*épizootie* que je fus chargé de combattre en 1822.

Les causes de cette variété de *charbon* sont à peu près les mêmes que celles du *charbon* en forme de tumeurs *phlegmoneuses.* Dans cette seconde variété, les animaux les plus faibles, les plus débiles, qui ont été mal nourris pendant l'hiver et auxquels on a donné du foin vasé sont en général plus souvent affectés de cette maladie que les autres; c'est principalement au printemps qu'elle se manifeste de préférence, surtout quand les animaux ont commencé de prendre un peu d'embonpoint. Il semble que les veaux et les génisses y soient plus exposés que les adultes.

Cette différence n'existe qu'autant que la maladie est *sporadique* : cette distinction disparaît quand elle prend les caractères *épizootiques*.

Dans cette variété, comme dans toutes les autres, il convient avant tout de séparer les animaux malades de ceux qui ne le sont pas, de scarifier les tumeurs aussi profondément que possible et de faire usage des mêmes moyens employés pour le *charbon* qui se montre sous forme de tumeurs *phlegmoneuses ;* d'administrer à l'intérieur les mêmes *breuvages* adoucissans et *mucilagineux*. Le régime doit être le même que dans les circonstances précédentes.

## TROISIÈME VARIÉTÉ.

### Du Charbon qui ne soulève presque point les tégumens.

Cette variété que l'on désigne sous le nom de *charbon blanc* et qui est particulière aux bêtes bovines, se montre indistinctement sur toutes les parties du corps, mais plus particulièrement sur l'épine, les côtes et l'*abdomen*. Les *pustules* qui le constituent échappent souvent à l'œil des personnes chargées du soin de ces animaux. En général, la tumeur *charbonneuse* reste dans l'épaisseur des muscles, sans presque soulever la peau ; ce n'est qu'en passant la main sur la partie affligée que l'on sent une dureté plus ou moins enfoncée, arrondie et circonscrite. Quand la tumeur est située sur le dos, la crépitation de la peau se fait sentir au toucher; la chaleur et la douleur de la partie sont très-sensibles, tandis que toutes les autres parties du corps sont très-froides, particulièrement la base des cornes et les oreilles. Tout à coup l'animal devient triste; la tête basse, il cesse de *ruminer* et refuse toute espèce d'alimens; il reste quelques instans comme immobile. En suite surviennent, par intervalles, des frissons auxquels succède un abattement général. Dans quelques-uns, les *excrétions* sont interceptées; dans d'autres, il se déclare une *diarrhée colliquative* qui ne tarde pas de les conduire à la mort.

Tous ces *symptômes* se succèdent avec une rapidité étonnante, car le plus grand nombre d'animaux meurent dans l'espace de douze à quinze heures. Pendant toute la période des symptômes, l'haleine exhale une odeur plus ou moins infecte et après la mort le cadavre répand aussi une odeur insupportable. A l'ouverture, on observe généralement sous la peau, dans le tissu cellulaire et entre les muscles, des épanchemens *lymphatiques* et sanguinolens; quelquefois les muscles où le *charbon* a son siège sont convertis en une sorte de gelée rougeâtre; les *viscères* plus ou moins infiltrés et gangrenés, surtout les *estomacs* et le *tube intestinal.*

Dans le traitement de cette variété de *charbon*, comme dans toutes les maladies soupçonnées contagieuses, on débute par séparer les bêtes malades des bêtes saines; ensuite on opère les tumeurs de la même manière que pour les autres variétés, c'est-à-dire, en les débridant par des *scarifications* plus ou moins longues selon leur étendue; on fait également usage des mêmes moyens décrits dans ce qui est dit des autres variétés. Il est bon d'observer que la différence de tempérament et de constitution, influe d'une manière sensible sur le mode de traitement.

Quand les sujets sont faibles, il convient de leur donner quelques breuvages *diaphoretiques*. Mais en général dans cette variété, comme dans les précédentes, les *antiphlogistiques* sont préférables à tous les moyens *toniques* et *cordiaux*.

Quand cette variété prend des caractères *épizootiques*, indépendamment du traitement *curatif* dont on a parlé, il importe de faire usage des moyens *préservatifs* qui seront indiqués à l'article *épizootie*.

## QUATRIÈME VARIÉTÉ.

### Soie (1).

On nomme *soie* une maladie dont les cochons sont quelquefois affectés et qui n'est, à proprement parler, qu'une affection *charbonneuse*; elle

(1) Cette dénomination vient sans doute de l'espèce de huppe que forment un certain nombre de soies; par leur réunion elles s'enfoncent chez quelques animaux dans l'épaisseur de la peau

ne diffère du *charbon* que par son siège constant sur l'un des côtés du cou, quelquefois sur les deux entre la *jugulaire* et la *trachée-artère*, à peu de distance des *parotides*. La partie affectée présente une espèce de huppe épanouie, formée par la réunion de quelques soies qui la recouvrent; ces soies sont hérissées, dures, droites, plus fortes et plus rondes que les autres, blanchies chez les *porcs* blancs et décolorées chez les noirs. Quand on touche la partie affligée, l'animal ressent la plus grande sensibilité, et le moindre tiraillement des soies lui fait éprouver les plus vives douleurs; la peau, dans cette partie, est dans le principe très-rouge, mais elle ne tarde pas à se décolorer; les parties sous-jacentes à cette tumeur se trouvent souvent très-comprimées, les irritent, se mortifient et font ainsi périr les animaux par suffocation. L'altération précède souvent cet état; les progrès de la maladie sont quelquefois très sensibles; l'animal est d'abord abattu, sourd à la voix; il reste presque toujours couché; il grince de temps en temps des dents; les forces paraissent l'abandonner; il chancelle quand on le force à se lever; l'air qu'il rejette est souvent infect; il pousse des

du cou, et progressivement en passant à travers les autres tissus, parviennent même jusqu'au larynx ; on lui a donné une foule d'autres noms, tels que *soyons*, *soies piquées*, *bosse*, *maladie piquante*, *piquet*, *pique*, *poil piqué*; celui de *charbon* ou *anthrax* lui convient beaucoup mieux.

cris plaintifs; la respiration devient laborieuse, et la tumeur plus considérable comprime la *trachée-artère*; souvent l'animal meurt *asphyxié* dans les vingt-quatre à trente-six heures. Il est des cas où la maladie se montre différemment; une forte *diarrhée* s'établit, elle répand une odeur insupportable; alors la vie se prolonge de quelques jours; mais l'animal finit bientôt par tomber dans le *marasme* et meurt du huitième au neuvième jour. On ne peut se dissimuler que cette maladie ne soit très-dangereuse; cependant elle n'est pas sans moyens de traitement et absolument incurable, surtout quand on ne lui laisse pas faire de progrès. Le traitement dont on fait généralement usage contribue beaucoup au peu de résultats que l'on obtient; les substances *toniques* et *cordiales* que l'on emploie produisent en général des effets désastreux; la maladie se développe avec rapidité et parvient en très-peu de temps au dernier période. Les symptômes sont intenses, la tumeur volumineuse, et alors en général les moyens curatifs deviennent inutiles.

Cette affection prend quelquefois parmi ces animaux un caractère *épizootique* et *contagieux*. Il en est de la *soie*, sous le rapport de la *contagion*, comme des autres espèces de *charbon*; elle ne se propage promptement d'un individu à un autre que quand elle a un caractère *épizootique*. Quand elle est *sporadique*, il est assez rare qu'elle soit communiquée; il convient néanmoins, dans tous les cas, que l'on sépare sur-le-champ les animaux sains des malades.

Les *autopsies* nous montrent la dégénérescence gangréneuse bien prononcée aux *muscles* et aux *glandes du cou*, ainsi qu'à toutes les parties dans lesquelles l'*anthrax* a propagé son inflammation, telles que la *trachée-artère*, le *larynx*, le *pharynx* et l'*œsophage;* plus la mort a été prompte, plus les phénomènes *pathologiques* sont considérables. Il y a des personnes dont la cupidité est si grande, qu'elles s'empressent d'égorger les cochons dès l'invasion de la maladie et les font vendre au marché. Les dangers auxquels le public est exposé sont très-grands. La chair de ces animaux est toujours molasse, blanchâtre, la graisse qui est sans consistance prend difficilement le sel et ne se conserve point.

Quant aux causes, on regarde comme pouvant occasionner la *soie*, la malpropreté des habitations des cochons, l'air infect qu'ils y respirent. Je crois que cette maladie est plutôt le résultat *sympathique* de l'irritation de l'*estomac* et des *intestins.* Les alimens âcres, corrompus ou fermentés que les porcs rencontrent et dévorent, les débris des fruits et des légumes altérés, la sécheresse et le défaut de boissons salubres, comme la trop grande abondance de substances alimentaires trop souvent renouvelées, dans lesquelles la fermentation et la décomposition ne tardent pas à se développer, me paraissent être des causes bien plus actives de l'affection dont il s'agit; car on conçoit facilement que de telles nourritures acquièrent des propriétés irritantes et qu'un séjour plus ou moins long de ces substances dans le tube intestinal doive nécessairement y produire plus ou moins d'irritation. La *soie* n'est pas toujours le résultat d'une mauvaise nourriture et de la malpropreté des habitations; car nous voyons aussi des *porcs* habituellement bien nourris, habitant toujours des lieux très-propres, très-sains et soumis à un exercice modéré, ne pas en être à l'abri. Cependant il ne faut pas moins tenir leurs loges aussi propres que possible et leur donner des alimens de bonne qualité; ces moyens *hygièniques* préviennent souvent des maladies fâcheuses.

Quoique ce *charbon* soit situé sur des parties délicates, on peut se promettre quelque succès des moyens qu'on lui oppose, quand surtout on n'apporte ni retard ni négligence dans son traitement et quand la maladie est combattue avec méthode. On ne doit pas se dissimuler que, lorsqu'elle règne avec des caractères *épizootiques*, les dangers sont généralement plus grands; dans ce cas, les causes sont plus nombreuses et agissent avec une intensité bien marquée. J'ai quelquefois remarqué que la maladie se compliquait de *phlictènes charbonneuses* sur les gencives de la machoire inférieure, ce qui la rend encore beaucoup plus dangereuse; car on voit souvent alors les *viscères* de la poitrine et de l'*abdomen* enflammés, les *intestins* dans le même état que la gorge et assez souvent *ulcérés*. Toutes ces complications sont très-importantes sous le rapport du traitement dont on doit faire usage, et l'on doit y avoir égard, afin de ne pas employer des moyens qui pourraient aggraver la maladie au lieu de la guérir.

Quoiqu'on se soit écrié qu'il n'y a point de *contagion*, il serait facile de prouver jusqu'à l'évidence, par des faits incontestables, que, dans beaucoup de circonstances, la *soie* a fait les plus grands ravages, et qu'elle s'est propagée avec une rapidité alarmante.

En 1822, il mourut, dans le département des Basses-Pyrénées, plus de deux à trois cents cochons qui en étaient affectés.

Lorsque cette affection est simplement *sporadique*, on se borne à un traitement *curatif*; mais quand elle règne sur beaucoup d'animaux à la fois et qu'elle prend un caractère *épizootique*, il faut joindre à ce traitement des moyens préservatifs, afin d'en arrêter les funestes progrès.

Il faut s'occuper le plutôt possible du traitement local, mais avant tout, il faut s'empresser de séparer les animaux sains des malades, d'un côté pour écarter toute crainte de contagion, et d'un autre pour faciliter le traitement de ces derniers. Comme moyen *curatif*, on peut, dans le principe du mal, appliquer un bouton de feu sur l'endroit où il commence à se montrer, le couvrir ensuite d'un cataplasme de farine de graine de lin. Le mode d'inflammation change; il s'établit sous l'*escarre* un travail favorable, et la plaie ne tarde pas à se *cicatriser* comme une plaie simple; mais en général cette opération est insuffisante; on est obligé d'enlever tout de suite la partie gangrénée : cette seule opération réussit presque toujours. Voici comment on y procède : L'animal, assujetti et couché convenablement, les *soies* de la partie malade coupées, on implante dans l'épaisseur de la peau de l'endroit gangrené une *érigne* que l'on tient de la main gauche, tandis que la droite, armée d'un *bistouri* droit, on incise tout ce qui est *sphacelé*. A défaut d'*érigne*, on se sert avantageusement d'une aiguille à suture, pour traverser d'un gros fil le milieu de la partie gangrenée, et former une anse au milieu de laquelle on la tire pour la mieux disséquer. On met sur l'ulcère des *plumasseaux* chargés d'*onguent digestif* et par dessus tout un cataplasme de farine de graine de lin. Les pansemens suivans se font avec du *digestif* et successivement avec des étoupes sèches coupées. Il est prudent, pendant la durée de l'opération et des pansemens, de contenir l'animal, de manière à ne pas lui intercepter la respiration déjà gênée par l'engorgement, afin de ne pas s'exposer à le faire périr de suffocation; il faut en conséquence lui laisser la gueule libre et le tenir par les oreilles. Ces moyens sont efficaces pour triompher de la *soie ;* les scarifications profondes ont aussi produit de bons effets. Cependant ces puissans moyens doivent être précédés et secondés par des boissons adoucissantes, mucilagineuses et quelquefois acidulées ; il faut bien se garder de faire usage des substances irritantes ; car on ne ferait qu'accroître l'inflammation de l'appareil *digestif*, qui, en pareil cas, se trouve dans un état permanent d'irritation. Après les premiers jours de ce traitement et d'un régime *diétique*, on commence par donner très-peu d'alimens ; on substitue à la tisanne adoucissante quelques breuvages de racine de gentiane ou d'écorces amères ; un peu d'exercice devient nécessaire quand le beau temps le permet. Quand la plaie est sur le point de se cicatriser, il convient de purger l'animal avec huit grammes d'aloës dans un verre d'eau chaude. Si la *soie* a été compliquée de *phlictènes charbonneuses* dans la bouche, on les excise et on les *cautérise* avec le cautère actuel ou la pierre infernale. Quand la maladie règne avec des caractères *épizootiques*, il convient de placer les animaux dans un endroit propre et sain et de les nourrir d'alimens de bonne qualité, dans lesquels on ajoutera, pendant quelques jours, quinze grammes d'antimoine (*sulfure d'antimoine*) et autant de sel de cuisine ; la boisson doit être l'eau la plus pure, légèrement acidulée avec du vinaigre; on peut également la blanchir avec du son, ou mieux encore avec de la farine d'orge. C'est particulièrement pendant les fortes chaleurs et les saisons humides que ces moyens doivent être mis en usage.

Quand les animaux meurent, on doit s'empresser de les enfouir dans des fosses larges et profondes. Si on craint que les animaux carnassiers viennent fouiller dans ces endroits, on les recouvre de pierres et de broussailles. Ces opérations doivent être faites dans des lieux incultes et éloignés des habitations.

En général, l'hygiène de cet animal est beaucoup trop négligée; en s'en occupant un peu plus qu'on ne fait, on préviendrait en lui le développement d'un grand nombre de maladies.

## CINQUIÈME VARIÉTÉ.

### Glossanthrax ou Charbon à la langue.

La partie flottante de la langue et principalement la pointe, peut être attaquée, surtout dans les grands animaux, d'une affection *charbonneuse*, qui a reçu, dans chaque endroit où elle a été observée, un nom différent; parmi ces dénominations connues, on peut citer celles de *boussole*, *ampoule*, *mal de langue*, *charbon volant*, *chancre volant*, *vessie à la langue*, *charbon à la langue.* Cette dernière dénomination lui convient mieux que les autres, puisqu'elle indique sa véritable nature et le siège que la maladie occupe. La plupart des herbivores sont sujets à en être affectés, mais plus particulièrement l'espèce bovine, chez laquelle on l'a observée le plus souvent. Cette variété est comme les précédentes tantôt *sporadique*, tantôt *épizootique;* dans ce dernier cas, qui est le plus ordinaire, elle est presque toujours contagieuse.

On trouve dans les ouvrages de médecine vétérinaire l'histoire de plusieurs de ces *épizooties de glossanthrax.* En 1682, le gros bétail fut ravagé en France par cette maladie, qui commença en été dans le Lyonnais et le Dauphiné, d'où elle se répandit avec fureur dans plusieurs provinces du Royaume. En 1683, elle s'étendit avec une étonnante rapidité des frontières d'Italie, par la Suisse et l'Allemagne, jusqu'en Pologne. Elle reparut en Dauphiné en 1705, et dans le Languedoc en 1731. Sauvages, qui l'a observée à cette dernière époque, dit qu'elle régna sur tous les herbivores excepté sur les moutons, et qu'elle n'épargna pas même les hommes, qui, à Nimes particulièrement, en furent atteints. Elle se manifesta la même année en Auvergne et dans le Bourbonnais, principalement à Gannat près de Moulins. Gastellier et Lami ont remarqué une semblable *épizootie* sur les bêtes à grosses cornes. Le premier, en 1801, aux environs de Montargis; le second à Chalamont, département de l'Ain. En 1821, les élèves de l'Ecole Royale vétérinaire de Lyon l'ont reconnue dans le Lyonnais, le Dauphiné et les pays environnans.

Le *glossanthrax* a fait beaucoup de ravages, surtout dans un temps où les maladies *charbonneuses* étaient encore livrées à la routine et à l'empirisme. Plus d'une fois on a donné le nom de *glossanthrax* à une maladie qui ne méritait pas du tout cette dénomination, qui ne consistait qu'en des *aphtes* plus ou moins larges qui affectaient la langue. Telle est l'*épizootie aphteuse* qui a régné sur beaucoup d'animaux pendant les années 1810, 1811, 1812 et 1840. Elle a existé cette année dans presque toute la France, plus particulièrement dans le Midi et surtout dans le département des Basses-Pyrénées, où peu de bêtes bovines en ont été à l'abri. Elle a été considérée dans quelques endroits comme un *glossanthrax*. On lui a opposé, en conséquence, des remèdes énergiques, tout au moins inutiles pour sa guérison, puisque la nature seule en triomphait dans le plus grand nombre des animaux.

Le *glossanthrax* est contagieux; dès qu'il se montre sur un animal, il peut facilement se communiquer à un autre; non seulement à une espèce différente, mais même de l'animal à l'homme, au moyen du contact médiat. Plusieurs exemples viennent à l'appui. On rapporte qu'un homme mourut du *charbon* à la bouche pour s'être servi d'une cuiller d'argent qu'on avait employée à ratisser la langue d'un bœuf affecté de *glossanthrax*. Un autre homme fut attaqué du même mal et faillit en périr, pour avoir porté dans sa poche et manié une pièce d'argent qui avait servi au même usage. On a également observé que des personnes qui ont soigné des bestiaux malades, sans se précautionner contre la contagion, en ont été bientôt frappées elles-mêmes et ont péri, ainsi que leurs bêtes, de la même maladie.

La contagion du *glossanthrax* ne peut être révoquée en doute, même quand il ne règne que d'une manière *sporadique ;* mais pour qu'il ait ce caractère, il faut nécessairement qu'il y ait contact, cette condition est indispensable pour sa transmission. Cette maladie n'a pas de saison particulière pour son développement; il est même rare que des causes générales y donnent lieu spontanément; mais ce qui n'est pas douteux, c'est qu'une fois qu'il est bien développé, il devient promptement contagieux. Les causes du *glossanthrax sporadique* sont souvent assez difficiles à découvrir; mais lorsqu'il règne avec des caractères *épizootiques*, il dépend généralement des mêmes causes que j'ai énumérées en traitant du *charbon* de la première espèce : l'intempérie, l'humidité des pâturages, les fourrages *vasés*, *rouillés* ou *avariés*, des brouillards mal sains qui ont infecté les pâturages, les longues sécheresses, les travaux forcés pendant les fortes chaleurs, les eaux corrompues, des changemens subits de température dans l'atmosphère, etc.; la contagion propage ensuite la maladie, surtout si l'on néglige de prendre les mesures nécessaires pour en borner les effets. C'est surtout lorsque les animaux malades restent au pacage avec d'autres animaux que la propagation fait plus de progrès. Comme la contagion est un moyen certain de communication, il importe essentiellement de prendre des mesures convenables pour isoler les animaux sains de ceux qui sont malades. On parvient également à arrêter les progrès du mal quand on peut l'atteindre dans son principe; il est rare qu'alors on ne sauve presque tous les animaux affectés; mais pour peu que l'on tarde à employer les moyens convenables, les *tumeurs vésiculaires* dégénèrent promptement en *ulcères*, qui rongent et corrodent la langue avec une telle rapidité, que la maladie est alors au-dessus des efforts de l'art, quelque énergiques que soient les moyens employés.

Le *glossanthrax* débute ordinairement par une chaleur brûlante, dont la partie qu'il doit occuper devient le siége; il s'annonce ensuite par des *phlictènes* ou vessies blanchâtres ou blafardes, quelquefois livides ou noires, et qui d'ordinaire s'ouvrent aussitôt qu'elles sont formées. Ces vésicules n'ont pas de siége fixe sur la langue; elles se montrent sur la surface supérieure ou inférieure, soit sur les côtés, sur sa base, soit plus ordinairement sur sa pointe ou son frein; ces *vésicules* sont demi transparentes. L'humeur qui en découle est ordinairement d'une nature *ichoreuse* et *fétide*, et quand elle est avalée, elle produit quelquefois le *météorisme* et tue promptement. Les douleurs locales sont très-vives; l'inflammation de la langue continue avec une telle rapidité, que cet organe se tuméfie et acquiert en un instant un volume considérable; il arrive très souvent que cet organe est en partie rongé au moment où l'on commence à s'apercevoir qu'il est attaqué. Quelquefois ces vésicules sont assez épaisses et résistent plus long-temps à l'action de la *tumeur charbonneuse*. Dans quelques animaux, cette maladie se manifeste simplement par une petite tumeur dure, de figure ronde ou oblongue, dont la gangrène la plus complète s'empare bientôt. Quand on ouvre cette tumeur, on trouve dans son intérieur un fluide sanguin en quelque sorte décomposé, qui corrode plus ou moins la substance de la langue. D'autres fois ces tumeurs ont à leur extrémité de grosses *pustules*, entourées d'un cercle livide, sous la capsule desquelles se forment des ulcères rongeants, à bords plus ou moins épais, renversés et calleux. La langue ne tarde pas à tomber en lambeaux; la salivation est abondante, la bave d'une odeur infecte. Dans l'un comme dans l'autre cas, les parties de la langue affectées sont bientôt frappées de mort; elle est froide et noire; on l'incise sans que l'animal éprouve la moindre douleur; les incisions ne fournissent pas de sang, mais elles laissent apercevoir la gangrène et un commencement de putréfaction. Si l'on ne peut parvenir à temps à borner les progrès du mal, la gangrène gagne de proche en proche avec la plus grande rapidité, le *larynx*, le *pharynx* et l'intervalle des *branches* de la ganache. Quelquefois, mais très-rarement, la partie moyenne du palais renferme des productions semblables à celles qui ont été désignées plus haut.

Les symptômes généraux qui accompagnent cette maladie sont la fièvre, la tristesse, le dégoût, la cessation de la rumination, la suppression de la sécrétion du lait, le larmoiement et un *météorisme* considérable. En général, aucun phénomène extérieur n'annonce la présence du *glossanthrax*, et on ne s'aperçoit de son existence que quand il a fait de grands progrès. Jusque-là l'animal travaille et remplit toutes ses fonctions comme dans l'état de santé le plus parfait. Du moment que les désordres locaux sont bien établis, tout ce que l'on pourrait faire pour en arrêter les progrès serait sans succès; l'animal ne tarde pas à éprouver une fièvre violente, de l'agitation, une diminution du pouls, qui est mou, petit, précipité et souvent inexplorable; la respiration devient laborieuse; la bête chancelle, tombe et meurt.

Cette maladie est des plus dangereuses, tant

par sa nature que par sa marche rapide et sa terminaison ; elle est inévitablement mortelle si on ne porte le plus prompt secours aux malades ; tous ces phénomènes se succèdent quelquefois dans moins de six heures, d'autres fois dans vingt-quatre.

A l'ouverture des cadavres, on remarque un délabrement complet de la langue et des parties environnantes, l'*œsophage*, les *estomacs* et les *intestins* ne sont pas toujours exempts d'une forte *phlegmasie* et même de la gangrène. On a observé des taches gangreneuses dans l'*œsophage* et le *rumen*, le *sphacèle* et le soulèvement de leur membrane interne; ce qui prouve que les phénomènes *pathologiques* de cette affection *charbonneuse* s'étendent à tout le système digestif.

A l'égard du traitement, il est presque toujours efficace quand il est appliqué à temps. Lorsqu'il y a encore des *vésicules charbonneuses*, on prend la langue avec la main gauche, ou ce qui vaut encore mieux, avec une paire de tenailles faites exprès; il faut ouvrir sur-le-champ les *vésicules*, les *scarifier* ainsi que les tumeurs sur lesquelles elles peuvent reposer. On doit également scarifier les ulcères et les parties tuméfiées de la langue, enlever les parties gangrenées, et quelle que soit l'étendue et la profondeur des ulcères, on retranche tout ce qui peut en rendre les bords durs et irréguliers, afin de les amener plus promptement à la guérison. Dans cette circonstance, il convient de cautériser l'ulcère; si on ne peut pas faire usage du cautère actuel, on se sert du *nitrate d'argent (pierre infernale)*, *l'hydrate de potasse (potasse caustique)* ou d'acide sulfurique concentré. Quant au traitement général intérieur, les décoctions mucilagineuses acidulées ne doivent pas être négligées; il faut bien se garder de faire usage des moyens extrêmes, susceptibles de développer l'inflammation des voies digestives qui déjà est très-considérable; on soumettra les animaux à un régime sévère et on ajoutera aux boissons mucilagineuses des bains de vapeur sous le ventre et des lavemens émolliens. Ce traitement est propre à calmer l'irritation inflammatoire, à rétablir les fonctions des organes de la digestion et à préparer l'animal à reprendre l'usage de quelques alimens solides. Les circonstances sont-elles favorables? L'animal doit nécessairement se trouver dans un état de *prostration* complet des forces vitales; il est essentiel de prescrire ensuite quelques breuvages toniques, tels que la *gentiane*, le *camphre*, etc.

Il n'est pas rare, quand on s'y prend à temps, de remarquer un mieux sensible après vingt-quatre heures de soins assidus.

Lorsque la maladie est *épizootique*, on ne doit négliger aucun des moyens indiqués pour le traitement préservatif, afin d'en borner les ravages; c'est principalement dans ce cas que les pâturages communaux doivent être interdits aux animaux sur lesquels cette maladie se montre et même à ceux qui s'en trouvent menacés.

## ÉPIZOOTIES.

L'étude des épizooties est ce que la médecine vétérinaire a de plus important. Ces maladies frappent en très-peu de temps un très-grand nombre d'animaux; elles se propagent avec une rapidité inconcevable et menacent d'une dévastation générale. Ces affections essentiellement contagieuses s'insinuent et gagnent de proche en proche, envahissent des étendues immenses; tout semble céder à leurs épouvantables progrès; elles résistent par fois à toutes les barrières qu'on veut leur opposer. Le début de l'invasion est ordinairement terrible; on dirait qu'aucune puissance humaine ne peut en arrêter le cours.

Le mot *épizootie* dénomme des maladies internes très-meurtrières, qui se développent tout-à-coup et indistinctement sur un très-grand nombre d'animaux de la même espèce et d'espèce différente, et gagnent une étendue de terrain non limitée, plus ou moins vaste. L'homme n'est pas toujours à l'abri de la contagion de quelques-unes de ces maladies; car Paulet observe que, de quatre-vingt-douze *épizooties*, dont parle l'histoire, vingt-une ont été communes aux hommes et aux animaux. L'étude de ces maladies doit également intéresser le médecin et le vétérinaire. Les plus célèbres médecins n'ont pas dédaigné de s'en occuper. On ne doit pas se dissimuler qu'il existe entre l'homme et les animaux des analogies bien sensibles dans les altérations *physiologiques* et *pathologiques*. La *pathologie comparée* peut offrir des résultats immenses pour la médecine générale; il est vrai de dire que la médecine a rendu jusqu'à présent de grands services à la médecine des animaux; mais, de son côté, celle-ci peut aujourd'hui répandre de nouvelles clartés sur les maladies de l'homme, attendu la grande facilité que l'on a de faire sur les animaux des expériences qu'on ne peut tenter sur les personnes. Cependant la médecine vétérinaire est loin d'être au niveau de celle de l'homme; la première n'a pas de loi qui la protège, aussi languit-elle dans son exercice sous l'empire des préjugés, de la routine et de l'empirisme. Qu'arrive-t-il? les *épizooties* sont, en général, mal observées et mal décrites.

La médecine vétérinaire doit à ses écoles des améliorations qui devraient nécessairement nous conduire à des résultats satisfaisans; surtout si le Gouvernement se montrait jaloux de la protéger, comme la médecine humaine, par une sage loi qui abolit les abus et les pratiques routinières. Mais tant que la pratique vétérinaire sera livrée à l'empirisme et au charlatanisme, les progrès seront très-lents, et elle restera pendant long-temps bien au-dessous du niveau de la médecine de l'homme.

Les *épizooties* ont entr'elles une grande analogie; les mêmes désordres règnent dans leur marche et leurs symptômes; on y observe les mêmes *lésions organiques*, les mêmes dangers pour les malades et une même terminaison gangréneuse. La différence consiste en des nuances très-légères, quelques variations dans les *phénomênes symptomatiques ;* mais les caractères essentiels y sont les mêmes; cette concordance nous porterait à croire qu'il n'y a qu'une seule *épizootie* véritable. Un des caractères essentiels est l'éruption des tumeurs particulières qui se développent sur différentes parties du corps. Ces tumeurs ont, ainsi que nous l'avons déjà fait observer, reçu le nom d'*anthrax* ou *charbon ;* elles se développent avec une étonnante rapidité et acquièrent en très-peu de temps un volume considérable.

Dans cet article, nous ne traiterons de l'épizootie et des considérations qui lui sont propres, que d'une manière générale. Son principal caractère est la contagion; elle est quelquefois tellement meurtrière, qu'elle constitue un fléau des plus désastreux, par cela seul qu'elle étend ses ravages non seulement sur les animaux d'espèces différentes; mais, comme je l'ai déjà dit, l'homme lui-même n'est pas toujours à l'abri de ses atteintes.

Cette affection se déclare souvent au moment où l'on s'y attend le moins; quelquefois elle prend un caractère de malignité et de contagion tellement grave qu'il est de toute impossibilité de porter du secours aux animaux que la mort va bientôt surprendre. Les signes précurseurs ne se présentent pas toujours pour faire soupçonner son apparition; d'autres fois on observe dans les animaux de la faiblesse, de la difficulté à se mouvoir, une prostration presque complète des forces musculaires, les yeux tristes, humides et les oreilles pendantes; la fièvre devient tout-à-coup très-prononcée, le pouls est d'abord fréquent, plein et dur, puis intermittent et irrégulier. La température du corps est très-élevée surtout aux oreilles et à la base des cornes, la bouche sèche, la soif vive et l'haleine fétide, les *membranes muqueuses* extrêmement rouges; l'animal tremble quelquefois de ses membres, se couche et se relève avec précipitation; une *diarrhée colliquative* se manifeste et répand une odeur insupportable, ce qui caractérise *une phlegmasie aiguë* très-intense de la *membrane muqueuse du tube alimentaire.* Tous ces symptômes réunis sont précédés ordinairement de tumeurs *charbonneuses* plus ou moins développées; quelquefois la fièvre est tellement intense que les malades succombent avant l'apparition de la plus légère tumeur. Ces circonstances s'observent plus particulièrement chez les sujets forts et vigoureux, d'un tempérament irritable dont la réaction vitale est très-grande et ceux-ci succombent dans un très-court espace de temps, avant que le développement de la tumeur ait pu s'effectuer. Dans les animaux d'un tempérament *phlegmatique* ou d'une constitution faible, on observe au contraire une plus grande résistance aux atteintes de l'*épizootie;* l'éruption des tumeurs se fait avec plus de facilité et le traitement obtient chez eux des résultats plus favorables.

En général, l'*éruption* de la tumeur se fait et se complète même sans qu'elle soit accompagnée des phénomènes d'irritation et d'inflammation; c'est seulement quelques instans après l'*éruption* de la tumeur que les autres symptômes se manifestent; ils ne subsistent pas long-temps. Une fois la gangrène bien établie dans les tumeurs, toutes les forces sont anéanties; le pouls devient petit; l'animal tremble, chancelle, tombe et meurt dans les convulsions.

Les tumeurs charbonneuses ont une tendance particulière à prendre tout de suite un caractère gangreneux; elles affectent différentes grosseurs; dans les bêtes à cornes, on en voit souvent plusieurs sur le même sujet, tandis que chez le cheval, l'âne et le mulet, elles sont uniques et beaucoup plus sensibles. On observe que la décomposition des viscères commence immédiatement après la mort, surtout quand la maladie règne pendant les fortes chaleurs ; quelques heures suffisent pour altérer toutes les parties. Aussi, pour bien observer les phénomènes *pathologiques* sur les cadavres, il faut s'empresser de les ouvrir immédiatement après la mort, sans quoi les altérations qu'on remarque peuvent en imposer et passer pour des traces de l'inflammation ou de la gangrène qui n'existaient pas pendant la vie. A l'*autopsie*, voici ce que l'on découvre en explorant les cadavres immédiatement après que les animaux sont morts : indépendamment des tumeurs charbonneuses dont nous avons parlé à l'article *anthrax*, on trouve au tissu cellulaire sous-cutané, dans les organes de l'abdomen, de la poitrine et dans les interstices des muscles, des taches gangreneuses, des infiltrations d'une sérosité jaunâtre autour des tumeurs *charbonneuses* ; les *gauglions lymphatiques* sont ordinairement gorgés et noirs. Dans les animaux morts subitement sans apparence de tumeurs, on trouve également des taches brunes ou noires au *mésentère*, au *foie*, à *la rate* et sur plusieurs autres *viscères* ; en général la membrane *muqueuse* du nez est rouge et violacée, les gros vaisseaux injectés de sang noir. Les estomacs et les intestins sont les organes le plus généralement affectés ; on voit leur membrane *muqueuse* souvent désorganisée et décomposée ; des taches plus ou moins violacées tout le long du tube intestinal ;

le *rectum* fait saillie au-dehors, en montrant sa membrane muqueuse gangrenée.

Dans les bêtes bovines, on a souvent remarqué que la *caillette*, qui est le principal estomac, se trouve aussi dans un état de désorganisation à sa surface interne; on voit aussi quelquefois la capacité de l'abdomen remplie de sang ou de sérosité roussâtre; le *diaphragme* et les *reins* participent même à la *phlegmasie ;* les poumons sont constamment engorgés par un sang très-noir; la *rate* également gorgée de sang noir et plus fluide, ne se coagule plus. Toutes les chairs en général se déchirent très-facilement; le cerveau est généralement plus ramolli que dans l'état normal sans autre apparence de lésion. Tout porterait à croire, d'après ces lésions *pathologiques*, qu'une *phlegmasie* très-aiguë des *viscères digestifs* est le caractère essentiel de cette maladie, et que les tumeurs *charbonneuses* de la peau et du tissu cellulaire sous-jacent ne sont qu'une irritation sympathique des estomacs et du tube intestinal. Alors les tumeurs charbonneuses ne devraient être considérées que comme symptomatiques. Dans tous les cas le *pronostic* n'en est pas moins fâcheux, ni le traitement moins difficile. Comment en effet administrer assez promptement les secours convenables, quand la désorganisation et la mort arrivent en quelques heures, et que souvent, malgré tous les moyens employés, les tumeurs ne peuvent être amenées à la résolution ou à la suppuration louable; il ne peut y avoir d'espoir de succès qu'autant qu'après l'opération des tumeurs, on voit dans quelques heures l'animal reprendre sa gaité et chercher à manger; insensiblement la réaction fébrile diminue d'intensité; mais dans les *épizooties* désastreuses ces cas sont assez rares.

Cette affection est due à un très-grand nombre de causes, très-variées, mais difficiles à connaître; on l'attribue quelquefois aux grandes sécheresses, à des brouillards, aux vapeurs qui s'élèvent des eaux corrompues, à l'usage pour boisson des eaux bourbeuses stagnantes des marais, à des fourrages mal récoltés, vasés, rouillés, au foin nouveau altéré. Les causes les plus présumables sont l'altération des substances alimentaires et l'état de l'atmosphère; la mauvaise construction des étables, leur malpropreté, peuvent aussi augmenter les dispositions qu'ont les animaux à contracter la maladie. Quand cette affection attaque un très-grand nombre d'animaux à la fois, il est plus facile de présumer une cause générale qui se trouve développée par une vraie contagion.

Toutes les *épizooties* ne sont pas contagieuses au même degré; il en est de très-subtiles et de très-insidieuses dans lesquelles l'activité de la contagion est extraordinaire. En général, la contagion n'exerce son influence que par contact immédiat. Les émanations délétères ne conservent pas leurs propriétés *morbifiques* à une distance bien longue du lieu infecté. Divers exemples prouvent incontestablement que la contagion peut agir non seulement sur des animaux d'espèce semblable ou différente, mais aussi sur les hommes qui, dans certaines opérations ont eu le malheur de se couper ou de verser des gouttes de sang sur quelque partie de leur corps. Nous pouvons citer quelques cas semblables.

En 1822, le *charbon* prit tous les caractères *épizootiques*; il commença d'abord par attaquer les bêtes à grosses cornes de la commune d'Eysus, située à dix kilomètres d'Oloron, sur la route d'Espagne et presque au pied de la montagne Binet. Il ne tarda pas à se déclarer au Bagé, territoire indivis d'Oloron, Lurbe et Eysus; de là il s'étendit jusqu'à Ogeu, Buziet et Buzy. Il se manifesta avec les mêmes caractères alarmans dans les communes d'Arudy, Sainte-Colome, Sévignac, Louvie-Juzon, Rébénacq, Lasseube, Lasseubetat et Oloron. Quelques communes de la vallée de Baretous en furent aussi infectées; ce furent Lanne, Arette et Issor. Enfin, en très-peu de temps elle occupa la plus grande partie du département. Sept cent quarante-cinq animaux d'espèce différente, dont quatre cent quatre-vingt-onze bêtes bovines, soixante-onze mules et mulets, quatre-vingt-dix ânes, soixante chevaux et jumens, neuf chèvres, vingt-quatre cochons, moururent dans l'espace de douze à quinze jours;

la plus grande partie sans secours. La maladie exerçait des ravages sur presque tous les animaux domestiques; les personnes même n'en furent pas à l'abri, car plusieurs en furent atteintes pour avoir voulu enlever la peau des bêtes mortes. Un homme fut affecté d'une tumeur *charbonneuse* au bras droit pour l'avoir introduit dans l'*intestin rectum* d'une bête malade. Une pauvre femme de la commune d'Eysus, privée par son extrême misère, ou par toute autre cause, du lait qui devait servir de nourriture à son enfant, le faisait allaiter par une chèvre; un jour, immédiatement après que le petit nourrisson eut quitté le trayon de la chèvre, la bête poussa un cri et tomba raide morte aux pieds de la mère de l'enfant. Un voisin ayant écorché la chèvre fut atteint le lendemain au bras droit d'une tumeur *charbonneuse* qui faillit l'emporter, et l'enfant n'éprouva pas le moindre dérangement dans sa santé.

Un ours énorme attiré sans doute sur la montagne Binet par l'odeur des cadavres, se gorgea de la viande d'une vache morte de l'*épizootie* qu'on avait eu l'imprudence de ne pas enfouir; cet ours ne tarda pas à éprouver l'influence maligne des chairs pestilentielles. Il mourut à deux cents pas de la vache, et bientôt après il gonfla comme un ballon.

M. le comte de *Lastic-Saint-Jall*, inspecteur-général des haras en retraite, rapporte un cas semblable dont il a été témoin. Cette note se trouve dans les observations sur la race des chevaux des Pyrénées et sur ses variétés, insérée dans le *Journal des Haras*, cahier de janvier 1840. Voici ce que rapporte M. de Lastic :

« Les *épizooties* qui se manifestent rarement » sur les montagnes les plus élevées exercent » souvent leurs ravages sur celles du second » ordre, où les animaux séjournent plus long- » temps, et où l'air est moins raréfié. J'ai été » témoin, à ce sujet, d'un fait remarquable. Une » maladie *charbonneuse* avait infecté la monta- » gne du Benou de la commune d'Aramits (1), » où se trouvaient un grand nombre de vaches. » Un ours en avait détruit plusieurs. Les chas- » seurs avertis, se mirent en campagne; l'un » d'eux aperçoit l'ours mort à côté d'une vache » à moitié dévorée; il l'écorche et rapporte chez » lui la dépouille en triomphe. Peu de momens » après il tombe malade et meurt. L'ours avait » dévoré une vache infectée de la maladie, et » l'homme l'avait contractée en le dépouillant. »

Une ânesse eut également une tumeur *charbonneuse* au côté droit du ventre, pour avoir porté la peau d'une vache morte de cette maladie.

Les sieurs *Maisonnave* père et fils, propriétaires-cultivateurs de la commune d'Estos près d'Olo-

(1) M. le comte de Lastic tombe dans une erreur de nom, le Benou appartient à la commune de Bielle.

ron, moururent à peu d'heures d'intervalle l'un de l'autre, pour avoir introduit le bras dans l'*intestin rectum* d'une vache malade.

Trois chiens qui s'étaient repus de la viande d'animaux morts du *charbon* crevèrent de même. Dans le mois de juin de la même année, quatorze porcs étaient gardés, au Bagé d'Arudy, par un petit enfant; ils se jetèrent sur une vache morte de cette maladie; huit moururent de la *soie* ou *charbon* quelques heures après l'avoir dévorée.

Un homme de la commune d'Araujuson près Navarrenx, écorcha un bœuf la veille de la fête locale; une grande partie des habitans mangèrent de la viande de cet animal sans éprouver la moindre altération dans la santé, mais le boucher eut deux tumeurs *charbonneuses* au bras droit; fort heureusement pour lui il fut traité avec succès.

On rapporte qu'une truie et huit jeunes cochons périrent pour avoir flairé les restes sanglans d'une vache enterrée à quelques pas de là.

Un vétérinaire faisant l'ouverture d'un bœuf mort du *charbon*, porta par inadvertance ses mains teintes de sang à son visage, qui se trouvait couvert de boutons; le charbon ne tarda pas à le conduire au tombeau.

Un autre vétérinaire, blessé à la main, ayant fait, dans cet état, l'extirpation d'une tumeur *charbonneuse*, contracta lui-même le *charbon* et mourut malgré tous les secours de la médecine.

Deux hommes ayant saigné à la gorge un taureau affecté du *charbon*, ne tardèrent pas à éprouver un gonflement très-considérable au bras droit, avec des taches livides, suite du contact du sang sur cette partie; les soins de l'art les rendirent bientôt à la santé.

Mon père opéra, en 1822, une vache affectée d'une tumeur *charbonneuse* située à la jambe gauche postérieure. Quelques instans après l'opération, il éprouva les plus vives douleurs au bras droit; dans l'espace de quatre heures, cet organe devint énorme et recouvert de taches livides. Mon père ressentit de violens maux de cœur, ainsi qu'une fièvre violente. Cependant les soins assidus qui lui furent donnés obtinrent les plus heureux résultats.

Une femme qui avait introduit le bras dans l'*intestin rectum* d'un cheval atteint du charbon, dans le but d'en extraire les excrémens, ne tarda pas à éprouver toute l'influence maligne de cette maladie, et elle mourut au bout de trois jours.

On pourrait citer un grand nombre d'autres exemples, mais ceux auxquels nous nous réduisons suffisent pour faire reconnaître la nature de son caractère et pour engager les propriétaires et les personnes qui se livrent au soin de ces animaux, à prendre toutes les précautions nécessaires, afin de prévenir les tristes effets de la contagion de l'animal à l'homme.

Il est inutile de passer en revue tous les moyens

curatifs qui ont été indiqués à l'égard de cette maladie; d'ailleurs les principaux ont été décrits dans le traité du *charbon* en forme de tumeurs *phlegmoneuses*. Ces moyens sont également proposés pour combattre cette funeste affection; il est inutile de les répéter ici. Cependant il convient de ne pas oublier que les saignées copieuses à la *jugulaire*, surtout chez les sujets d'une forte constitution, la diète sévère, l'eau blanchie avec de la farine d'orge, des sétons au fanon enduits d'onguent vésicatoire, des bains de vapeurs *émollientes* sous l'abdomen , des breuvages et lavemens *mucilagineux;* enfin, tous les moyens *antiphlogistiques* conviennent généralement avec les modifications qu'exige l'espèce de l'animal et l'intensité de la maladie. Quoique la saignée soit généralement indiquée, nous improuvons celle qu'on répète indistinctement sur tous les animaux sains et malades jusqu'à extinction des forces; nous ne saurions trop nous élever contre cette foule de *breuvages*, composés de substances qui font généralement plus de mal que de bien. Ne doit-on pas également se récrier contre cette horde *d'empiriques* ou de guérisseurs qui exercent impudemment la médecine vétérinaire, qui marchent hardiment sans jamais se douter du nombre prodigieux des victimes qu'ils font?

Dans les circonstances dont nous parlons, le mieux est d'essayer la marche indiquée par l'état *pathologique.* Il est bien reconnu que la maladie est le produit d'une irritation; en combattant cette irritation nous parvenons à l'enrayer dans son développement. En conséquence, les *anti-phlogistiques* employés dans le commencement de la maladie sont les moyens les plus rationnels et ils ont en outre l'avantage de ne jamais d éterminer un plus grand danger. Comme la principale irritation se trouve dans les membranes muqueuses des *estomacs* et du *tube intestinal*, il ne faut pas se laisser imposer par une apparence de prostration; il faut bien se garder de faire usage des moyens excitans à l'intérieur, leur emploi ne ferait qu'accélérer la désorganisation. Il est même des cas où les irritans appliqués à l'extérieur, à titre de *dérivatifs*, augmentent l'intensité de la maladie en raison de la réaction *sympathique* qu'ils exercent sur les organes affectés; malgré l'énergie de leur action ils ne peuvent déplacer l'irritation morbide. Ainsi les *émolliens*, les *acides* et une diète des plus rigoureuses, conviennent; on ajoute à la boisson *mucilagineuse* une quantité suffisante de vinaigre ou d'*acide sulfurique* jusqu'à agréable *acidité.* Quand les symptômes d'irritation intérieure ont diminué de manière à ne plus laisser d'inquiétude, il convient d'établir différens points d'irritation à l'extérieur, d'activer les sétons qui peuvent exister; d'en pratiquer de nouveaux. Les *breuvages mucilagineux* deviennent inutiles et peuvent être avantageusement remplacés par des boissons amères, des décoctions de racine de *gentiane*, d'*écorce de chêne*, d'*absinthe*, de *sauge*, etc. Il faut surtout bien faire attention avant de mettre en œuvre ces moyens excitans, que l'irritation soit bien calmée; on doit en différer l'administration pour peu que l'irritation paraisse exister. Quand les animaux sont en bonne voie de guérison, il est bon de les tenir pendant quelque temps au régime et de ne les remettre à leur nourriture ordinaire que par gradation et avec le plus grand ménagement; de ne leur donner que des alimens de facile digestion; de continuer de les abreuver avec de l'eau farineuse; l'exercice au grand air ne doit être fait que dans les momens favorables; la convalescence est un peu longue; les forces reviennent peu à peu, et bientôt l'animal est hors de tout danger.

### Traitement préservatif des épizooties.

Les moyens essentiels et principalement recommandés consistent dans la séparation la plus parfaite des animaux sains d'avec ceux qui sont malades; les personnes chargées du soin de ces derniers doivent être scrupuleusement *sequestrées;* l'autorité doit intervenir pour suspendre la circulation et le commerce des bestiaux et pour placer des cordons de troupes entre les pays infectés et ceux qui ne le sont pas, afin de faire exécuter à cet égard toutes les dispositions établies par les ordonnances.

Les dispositions adoptées jusqu'à ce jour pour arrêter les progrès des *épizooties* sont un peu vicieuses; elles attaquent toujours la maladie sur le terrain même où elle fait ses ravages, et l'on marche ensuite du centre à la circonférence. Cette méthode sert plutôt à pousser la maladie au-dehors qu'à la concentrer, et en étend la propagation aulieu de la restreindre. Quand une *épizootie* se déclare quelque part, on doit toujours craindre qu'elle ne gagne les environs, et que, de proche en proche, elle n'embrasse une très-longue étendue de pays. L'expérience nous a fait voir d'une manière incontestable que le meilleur parti à prendre pour arrêter la *contagion*, est de la circonscrire en l'enveloppant de toutes parts et de la chasser en avant, en la refoulant sur elle-même dans la direction de la circonférence au centre, et non du centre à la circonférence, ainsi qu'on a la mauvaise manière de le pratiquer.

A défaut des développemens nécessaires, nous avons pour nous l'expérience des faits arrivés dans les *épizooties* confiées à nos soins. Les moyens que nous avons mis en usage nous ont toujours produit les plus heureux résultats.

En 1822, le département des Basses-Pyrénées, ainsi que je l'ai déjà fait observer, était presque envahi, dans son entier, par une *épizootie*. Avec l'application méthodique des moyens dont nous allons abréger l'exposition, nous serions parvenus en peu de temps à en arrêter les funestes progrès et à réduire le fléau au nombre des communes que j'ai déjà fait connaître, en refoulant autant que possible la contagion de la circonférence au centre.

Les moyens *préservatifs* dont on fit usage, autres que ceux dont nous avons parlé plus haut, étaient les suivans : tenir dans la plus grande propreté les animaux; leur donner de l'eau blanche avec de la farine d'orge légèrement *acidulée* avec du vinaigre; y joindre un choix d'alimens de facile digestion; frotter deux fois par jour le *muffle* et la bouche des animaux avec un mélange d'eau, de vinaigre et de sel; appliquer des *sétons* animés au *fanon ;* ne pas les soumettre à des travaux pénibles pendant le fort de la chaleur.

La vente et la consommation des chairs et du lait doivent être prohibés dans les endroits où règne l'*épizootie.* Cette question très-délicate intéresse vivement la santé et même la vie des personnes; l'intérêt général doit essentiellement diriger tous les mouvemens de l'autorité. On ne doit pas se dissimuler qu'il est très-dangereux de manger de la viande provenant des bêtes malades, et on est généralement d'accord sur la qualité tout-à-fait nuisible de la chair et du lait des animaux en proie à une *épizootie charbonneuse.*

Il convient d'enfouir les cadavres très-profondément et dans des endroits éloignés des habitations et des chemins publics, après avoir *lacéré* la peau, de crainte que l'avarice ou la cupidité ne porte à déterrer les animaux.

Lors de l'*épizootie* dont nous venons de parler, la sécheresse était tellement forte que les *exhalaisons putrides* s'échappaient à travers les interstices de la terre. Pour prévenir les effets contagieux de ces émanations *pestilentielles*, on fit étendre sur les cadavres, dans la fosse même, une certaine quantité de chaux et arroser suffisamment la terre afin de la comprimer. On couvrait ensuite le dessus de ronces pour en éloigner les animaux carnivores. Le fumier que l'on retirait tous les matins de dessous les pieds des animaux malades était transporté dans des endroits éloignés des habitations et brûlé. Il convient dans cette maladie de pratiquer des ouvertures nécessaires dans les écuries, afin d'établir des courans d'air; de tenir le tout dans la plus grande propreté, ensuite on prépare l'écurie pour recevoir des fumigations dites *guytoniennes*. Nous empruntons en entier à M. Hurtrel d'Arboval l'article suivant qui donne l'explication de ce procédé; c'est le plus rationnel et le meilleur comme descriptif:

« A cet effet, dit-il, on commence par balayer à fond l'écurie, les murs et les planchers; on a soin de n'y laisser ni fumier, ni fourrages, ni aucune matière combustible; de racler les murs, les rateliers et les crèches, et de laver avec une lessive alcaline jusqu'à ce que le tout soit parfaitement nettoyé; il convient également d'enlever une petite partie de la terre du sol, de la renouveler et de la rebattre; d'ouvrir les portes et les fenêtres pour faciliter la circulation d'un volume d'air. Ces précautions prises, et quand le local est vidé, on procède à une *fumigation guytonienne* en faisant choix de l'une des deux méthodes que voici : prenez *acide hydrochlorique ordinaire (acide muriatique)*, *acide marin (esprit de sel marin)*, 250 grammes; *peroxide de manganèse en poudre*, 50 grammes; mêlez ces deux substances dans une assiette ou un plat de terre vernissé ou de faïence; placez-les sur des cendres chaudes, et exposez-les dans le local. Ou bien, prenez *hydrochlorate de soude pulvérisé (sel marin)*, 250 grammes; *protoxide de manganèse en poudre*, 50 grammes; *eau*, 100 grammes; *acide sulfurique* à 70 degrés, 200 grammes; mêlez l'*hydrochlorate* et l'*oxide* dans un vase, à large embouchure, de verre ou de poterie dure, et non de métal, et délayez ces substances avec l'eau; ou bien, après avoir mêlé l'*hydrochlorate* et l'*oxide*, étendez l'*acide sulfurique* avec l'eau quelques heures avant de vous en servir, en ayant l'attention de ne verser l'eau sur l'*acide* que peu à peu, afin d'éviter que la chaleur qui se développe ne casse le vase ou le flacon. On n'est plus obligé d'humecter l'*hy*-

*drochlorate* quand on affaiblit l'*acide*. Cela fait, on verse en une seule fois l'*acide sulfurique*, que l'on tient dans un gobelet; pour que le jet n'en soit pas ralenti, on se retire aussitôt, afin de ne pas respirer les vapeurs abondantes qui se dégagent, et qui bientôt remplissent tout le local. On ferme les portes et les fenêtres et l'on bouche les trous et toutes les issues. Au bout de quelques heures, on ouvre les portes et les fenêtres, pour donner accès à l'air du dehors, et l'on emporte le vase. Bientôt après, on ne sent plus l'odeur des *miasmes* ni celle du *chlore;* on peut alors faire rentrer les animaux.

» Les proportions établies ci-dessus pour une fumigation conviennent pour un local de dix mètres de longueur, sur dix mètres de largeur.

» On doit augmenter ou diminuer les doses proportionnellement à l'étendue du local.

» Quand on veut faire cette opération, en laissant les animaux dans une écurie, le procédé doit être modifié, et il convient, pour ne pas incommoder ceux-ci, de faire les fumigations en petit. Voici les doses, selon les deux procédés, pour un local de l'étendue qui vient d'être déterminée. Premier procédé, prenez *acide hydrochlorique ordinaire*, 26 grammes; *protoxide de manganèse pulvérisé*, 4 grammes: mêlez ensemble ces deux substances dans une soucoupe ou une assiette, comme il a été expliqué pour une fumigation plus en grand.

» Deuxième procédé : prenez *hydrochlorate de soude pulvérisé*, 15 grammes; *oxide de manganèse en poudre*, 6 grammes; *eau*, 12 grammes; *acide sulfurique*, à 70 degrés, 25 grammes; mêlez ensemble dans une soucoupe ou un gobelet, l'*hydrochlorate* et l'*oxide;* versez l'*acide affaibli* par l'eau sur ce mélange. Ayez l'attention, à l'égard de l'un et de l'autre procédé, de ne pas approcher le vase de la tête des animaux pour ne point les incommoder. Si vous craignez de nuire à leur respiration, divisez les doses et mettez les ingrédiens dans plusieurs vases que vous placerez à une certaine distance les uns des autres. Si vous vous arrêtez à la dernière méthode, vous pouvez encore, ce qui sûrement vaut mieux, ne verser l'acide qu'en deux ou trois fois, à mesure qu'il ne s'opère plus de dégagement. Ces fumigations à petites doses doivent être renouvelées plusieurs fois par jour, surtout dans les logemens où il y a des animaux malades; on doit, en ce cas, les répéter au moins quatre ou cinq fois en 24 heures. On ne saurait trop le répéter, les fumigations *guytoniennes* sont, avec la pratique de l'isolement, les meilleurs préservatifs contre la contagion et l'action des émanations malfaisantes; on ne saurait trop les employer lors des épizooties ou autres maladies contagieuses. »

## GASTRO-ENTERITE AIGUE

### Qui a régné sur les bêtes bovines de quelques communes de l'arrondissement d'Oloron, pendant le mois de Juillet 1832 (1).

Les mots *gastro-entérite* sont encore employés dans la médecine vétérinaire pour désigner l'inflammation simultanée de l'estomac et de l'intestin, non seulement sans désignation de la partie du tube intestinal que l'inflammation affecte, mais encore sans distinction des tuniques de l'un ou de l'autre organe. Quoique l'on prétende que la membrane *muqueuse* de l'estomac soit la seule affectée, l'inflammation ne se borne pas toujours à cette membrane; j'ai souvent vu, quand cette maladie se terminait par la mort, qu'elle portait ses ravages jusqu'à la tunique *péritonéale.* Si nous ne pouvons pas juger d'une manière précise, pendant que le sujet est encore vivant, de l'étendue de cette phlegmasie, nous devons toujours conclure, d'après l'*autopsie cadavérique*, qu'elle ne se borne pas toujours à la membrane *muqueuse*, qu'elle étend quelquefois ses ravages bien au-delà des tuniques qui composent ces organes.

Nous savons qu'en général, au début de la

(1) Cette maladie a été ainsi appelée parce que, dans presque tous les cas, on trouve, après la mort, les estomacs et les intestins plus ou moins gravement affectés.

*gastro-entérite* ordinaire et lorsque la marche en est lente, les grands ruminans ne paraissent pas témoigner de douleur avant que la maladie ait fait des ravages notables. Les phénomènes *morbides* se développent et se succèdent d'une manière très-lente et peu intense; ils sont même précédés de quelques symptômes communs à toutes les *phlegmasies*. Toutes les membranes apparentes sont injectées et *phlogosées;* le pouls plein et dur : aussi dans les premiers jours le *diagnostic* est souvent incertain. Quelque peu prononcés que soient les symptômes, il faut nécessairement qu'ils existent; et quoique l'animal semble manger et ruminer comme dans l'état de santé, ce qui peut provenir d'un surcroit momentané d'appétit, provoqué par un principe d'irritation de l'estomac, il n'en est pas moins vrai que quand on l'examine attentivement on remarque une certaine nonchalance et beaucoup moins d'activité dans l'exercice de ses fonctions. Il perd insensiblement sa gaité ordinaire, urine fréquemment, rend les excrémens durs, tantôt mange avec moins d'appétit, tantôt avec une grande avidité; la rumination éprouve également un dérangement notable; les intervalles des retours des bols alimentaires sont plus longs et plus irréguliers. Après le repas, il éprouve également de la gène et de l'embarras, surtout pendant l'acte de la digestion; ce degré de malaise qu'on doit apercevoir s'accroit peu à peu en soumettant la bête au même régime et surtout en la laissant exposée aux mêmes causes, ce qui provient souvent de la négligence des hommes qui sont chargés de la conduite des animaux et qui n'ont pas soin de les examiner et d'avertir le maître aussitôt qu'ils s'aperçoivent qu'un de ses bœufs n'est pas dans son état de santé ordinaire, lorsqu'un simple traitement *hygiénique* suffirait pour prévenir l'intensité de la maladie. Cette affection ne se montre pas toujours la même dans toutes les circonstances, ni avec le même degré d'intensité dans les symptômes. Son début n'a quelquefois rien d'alarmant; mais pour peu que l'on continue à laisser l'animal exposé aux mêmes causes, et si l'on n'y apporte le plus prompt remède, les symptômes font quelquefois des progrès tellement rapides que la maladie cède difficilement au traitement même le plus rationnel. En général, quand la maladie est abandonnée à elle-même, les signes augmentent de violence et par gradation, la rumination cesse, l'animal perd l'appétit, la respiration devient plus ou moins génée, l'accélération des mouvemens du flanc est remarquable, le pouls est fréquent et dur; la constipation se remarque dans quelques animaux, d'autres ont la diarrhée. Quand cette affection est parvenue à ce degré d'intensité, elle ne tarde pas à se terminer d'une manière fâcheuse. Voilà la marche que suit ordinairement la maladie quand elle n'est que simplement *sporadique ;* son invasion est très-lente ; les divers symptômes n'apparaissent pas d'une manière régulière ; quelques-uns persistent, cessent ou se renouvellent ; leur marche enfin est très-inconstante, tandis que la *gastro-entérite aiguë*, qui fait l'objet de ce Mémoire, avait pris tous les caractères *épizootiques.* L'invasion fut très-prompte et relative à l'intensité de la *phlegmasie* dont l'estomac et l'intestin étaient le siége. Les phénomènes *morbides* qui distinguaient plus particulièrement cette maladie, étaient les frissons et une chaleur générale sur tout le corps ; la peau devenue sèche et adhérente aux muscles et aux os ; une grande prostration des forces, la fétidité de l'haleine, une inappétence subite, la faiblesse de la vue, le poil terne et hérissé, la langue blanchâtre au milieu et rouge à son pourtour, une sensibilité extraordinaire dans la colonne vertébrale, au point qu'en pressant cette partie l'animal se baissait subitement presque à terre (ce symptôme est général pour toutes les *phlegmasies* des bêtes à cornes.) Les symptômes les plus caractéristiques dans les grands ruminans consistaient dans la douleur et la *tuméfaction* du ventre, des épreintes violentes, accompagnées de la fréquence de *déjections* écumeuses et quelquefois légèrement sanguinolentes et recouvertes d'une pellicule d'un blanc jaunâtre. Les *déjections* étaient beaucoup plus abondantes, proportion gardée, dans les grands ruminans que dans les autres animaux; tous en général s'affaiblissaient d'une manière sensible. J'ai observé que les évacuations seules ne suffisent pas pour affaiblir les animaux en peu de jours; cet affaiblissement est également et plus généralement occasionné par l'affection seule de l'estomac. L'*excrétion* des urines était devenue difficile; la peau des lèvres et celle du muffle très-rude et très-sèche; la *conjonctive* et la membrane bucale fortement colorées en jaune; une suppression presque subite de secrétion de lait avait lieu dans les vaches laitières; les symptômes d'irritation et d'inflammation augmentaient d'une manière rapide; une soif brûlante les dévorait. La difficulté de leur respiration était accompagnée de *pyrexie*, marquée par un certain degré de dureté dans le pouls, par fois petit et même inégal; les bêtes faisaient entendre un grincement de dents ou bien un gémissement plaintif; quelques-unes avaient envie de mordre et prenaient avec les dents tous les objets qui les environnaient; d'autres dont l'inflammation était plus intense et se propageait sans doute dans le système des parties nerveuses étaient tourmentées par une agitation presque continuelle; une anxiété extrême, telle que les animaux ne trouvaient aucune position favorable, se couchaient et se relevaient à chaque instant, se regardaient les flancs, tantôt à droite et tantôt à gauche; dans d'autres, à l'agitation succédait l'abattement général, à tel point que les malades tenaient la tête très-basse et affaissée. Une fois étendus sur la litière, ils ne se relevaient qu'avec la plus grande difficulté; ce phénomène s'explique facilement par l'augmentation des forces vitales dans l'organe lésé aux dépens du reste de l'économie. Quand la maladie, dans quelques sujets était parvenue à un certain degré d'intensité, les symptômes semblaient tout-à-coup changer de nature et tout semblait momentanément rentrer dans l'état normal; on aurait dit que l'animal n'éprouvait plus la moindre douleur, mais ce mieux factice n'était pas de longue durée; bientôt après les bêtes retombaient dans un état de stupeur et même d'insensibilité; les *déjections* des matières *fécales* se montraient beaucoup plus délayées et fétides, le *sphincter de l'anus* se relâchait, devenait béant et privé de contractilité; des frissons alternatifs d'accès en froid et en chaud avec des sueurs partielles; les bêtes ne pouvaient plus se tenir sur leurs membres; leur marche était chancelante; les extrémités, les oreilles et la base des cornes se refroidissaient; les yeux étaient caves, la bouche écumeuse, la langue tuméfiée; à un tremblement général succédaient bientôt des convulsions avant-coureurs d'une mort prochaine qui arrivait assez régulièrement dans l'espace de vingt-quatre à trente-six heures.

Cette succession de symptômes, propre à cette affection, suivait sa marche avec la plus grande rapidité. Les bêtes qui échappaient à ses ravages soit par une guérison spontanée, soit par suite d'un traitement, ne paraissaient pas en être affectées de nouveau.

Tels sont les signes les plus constans que j'ai eu occasion de remarquer dans cette maladie; si elle offre peu d'irrégularité dans les symptômes caractéristiques, il n'en est pas de même dans les signes secondaires et accessoires qui pourraient la faire confondre avec d'autres maladies *épizootiques*, mais qui ne sont pas capables d'en imposer à l'œil d'un praticien observateur, qu'une longue expérience a mis à même de ne plus se tromper sur l'existence réelle de cette maladie. A ces phénomènes s'est jointe, dans quelques animaux, l'invasion de diverses complications que j'ai considérées comme sympathiques, telles que l'inflammation de la membrane muqueuse des voies aériennes accompagnée d'un râle et la sensation douloureuse de la gorge, quand on pressait l'extrémité supérieure de la *trachée-artère*. J'ai également observé que les organes urinaires et de la génération n'étaient pas à l'abri de cette influence sympathique; d'un côté l'envie fréquente d'uriner et de l'autre le gonflement et la rougeur de la membrane muqueuse de la *vulve*, démontraient d'une manière évidente la complication de diverses *phlegmasies*.

Quoique la *gastro-entérite* se montre le plus ordinairement d'une manière *sporadique*, il n'est pas moins vrai que non seulement elle se manifeste par fois avec tous les caractères *épizootiques*, sur les grands ruminans; mais les bêtes à laine même paraissent ne pas en être à l'abri, attendu que, dans cette circonstance, je l'ai observée se manifester dans le même temps et avec le plus grand rapport de caractère sur quelques troupeaux de ces animaux.

Dans quelques sujets, les accidens maladifs offraient beaucoup moins de gravité quoiqu'ils fussent exposés aux mêmes causes; les symptômes *idiopathiques* existaient d'une manière moins intense, aussi leurs terminaisons étaient-elles moins fâcheuses. Cette différence existait ordinairement chez les individus les moins robustes et qui avaient le moins d'embonpoint; alors la *gastro-entérite* se terminait favorablement. Les symptômes et tous les accidens *morbides* diminuaient insensiblement de gravité du second au troisième jour de l'invasion. Il n'est pas rare de voir des personnes donner à cet appareil de symptômes que je viens d'indiquer plus haut comme annonçant les plus grands désordres de la *gastro-entérite*, le nom de *typhus charbonneux* ou *fièvre charbonneuse*; aussi il arrive quelquefois que les animaux sont soumis à un traitement incendiaire et tout-à-fait opposé à la nature de la maladie, ce qui est souvent la cause, dans les *épizooties*, de la perte d'un grand nombre d'animaux domestiques; d'autres ont attribué l'intensité des symptômes indiquant la *phlegmasie* du conduit *digestif* à l'introduction de quelques poisons, ce qui est arrivé plus d'une fois; on a vu malheureusement des vétérinaires, qui n'avaient encore qu'une faible expérience, tomber dans de pareilles erreurs.

La *gastro-entérite aiguë* a régné d'une manière *épizootique* et alarmante sur différentes espèces d'animaux domestiques, mais plus particulièrement sur les bêtes à grosses cornes de l'arrondissement d'Oloron, pendant tout le mois de juillet 1832. Cette maladie se manifesta presqu'en même temps dans plusieurs communes et sur beaucoup d'animaux à la fois; son invasion fut très-prompte, leur multiplicité et la nature commune de leur cause me la firent envisager comme une maladie *épizootique*. Une longue expérience m'a prouvé que les affections du canal *digestif*, chez les grands ruminans, sont des maladies assez communes et plus ou moins dangereuses; ces altérations *morbides* sont effectivement très-fréquentes; mais malheureusement elles ont été très-peu observées; aussi me suis-je imposé le devoir de ne pas négliger la moindre occasion de concourir, autant qu'il me sera possible, à remplir les lacunes de la médecine bovine.

### Origine et progrès de l'épizootie.

Cette maladie attaqua d'abord les bêtes à grosses cornes et quelques *monodactyles* de la commune d'Asasp; elle ne tarda pas à se déclarer dans celles d'Arros, Gurmençon, Orin, Lucq, Poey et Monein. Les communes qui eurent le plus à souffrir et où la maladie se manifesta d'une manière alarmante, furent celles de Géronce et Orin. Cette dernière commune est assez vaste, située à quatre kilomètres d'Oloron sur la route de Bayonne; elle ne possède, pour tout abreuvoir qu'une eau marécageuse, stagnante, qu'on nomme le Jos, qui est continuellement bourbeuse, vu que tous les animaux de la commune sont forcément obligés de la traverser deux et même quatre fois dans la journée, pour aller pacager dans le bois de Jusbacq et dans les marais environnans. Orin et Géronce sont deux communes pauvres; la plus grande partie des habitans n'ont d'autres moyens d'existence que le produit des charrois qu'ils font sur Oloron et Bayonne; ils sont dans l'obligation d'acheter tous les fourrages, et leur triste position les force bien souvent de prendre les qualités inférieures et mal récoltées, aussi leurs animaux sont presque toujours mal nourris; avec cela, on a la mauvaise habitude de faire faire à ces animaux des travaux pénibles et extraordinaires, souvent même dans le fort des plus grandes chaleurs. Dans les jours de repos on les envoie au pacage, même de grand matin, long-temps avant l'évaporation de la rosée, sans égard aux intempéries des saisons. Joignez-y la malpropreté et l'insalubrité des étables. Aussi les animaux de ces communes sont souvent affectés du *charbon euzootique*, et presque chaque année j'ai été obligé de me transporter dans ces contrées pour combattre ces différentes affections. Les autres communes offrent également, par l'insalubrité des étables et la mauvaise tenue des animaux, les mêmes chances au développement de la *gastro-entérite aiguë*.

La petite commune d'Asasp, où la maladie a commencé à se développer, est située au pied des montagnes d'Asasp, et à quatre kilomètres de la petite ville de Sainte-Marie-d'Oloron, sur la route d'Espagne et au nord-est des montagnes dont je viens de parler, séparée des communes d'Eysus et Lurbe (communes où le *charbon euzootique* fait également de fréquens ravages.) Entre ces montagnes coule le gave d'Aspe, qui prend sa source au pied du mont d'Aspe, et qui, dans son trajet jusqu'à Oloron, fait tourner un grand nombre de moulins très-considérables et différentes usines.

Parmi ces montagnes, on en comprend d'autres circonvoisines, les unes beaucoup moins hautes que les autres, mais qui paraissent en être des dépendances.

La hauteur des montagnes attire les brouillards, les orages y sont très-fréquens, les pluies froides et abondantes succèdent à des chaleurs excessives; quand le temps est serein, les rosées sont considérables. Ces alternatives du chaud au froid et du froid au chaud y sont très-fréquentes; la neige se soutient pendant long-temps; il n'est pas rare d'y en voir encore aux mois d'août et de septembre. Malgré l'intempérie des saisons, la végétation y est à la vérité un peu retardée, mais du reste très-abondante; les pâturages y sont excellens et composés de différentes espèces de graminées, de serpolet, de sainfoin et de treffle, etc. Le fond de ces hauts pâturages, sans être marécageux, est humide; les pacages y sont traversés par de petits ruisseaux dont les sources sont dans les montagnes; d'un autre côté les fréquens débordemens du Gave détériorent plus ou moins les prairies riveraines. Les bœufs, mais plus particulièrement les vaches, font tout le travail de l'agriculture; on les emploie également à tous les charrois nécessaires pour le transport des marchandises en Espagne. Les habitans ont peu de ressources en pièces labourables; ils n'ont que le produit du nourrissage à cause de l'avantage immense des pacages des montagnes; il est facile de voir combien leur perte est préjudiciable.

La race de ces bœufs, qui provient en général de la vallée de Baretous, a la réputation justement acquise d'être de premier choix tant pour la beauté que pour le nourrissage; elle manque un peu de taille; du reste, elle est très-bien faite, et ces animaux sont très-recherchés par les nourrisseurs des départemens voisins.

La nourriture ordinaire de ces animaux est du regain; on leur donne très-peu de foin; les habitans le vendent et se contentent de faire manger la seconde coupe qui se fait ordinairement dans ce pays quand la belle saison est avancée. Aussi il arrive bien souvent qu'il reste huit à dix jours sur la prairie sans pouvoir être *fané*, et quelquefois il se détériore par les pluies fréquentes. On fait également un grand usage, pour la nourriture du bétail, des feuilles et sommités du maïs (blé de Turquie), que l'on fait sécher et que l'on conserve pour l'hiver.

On est dans l'usage d'envoyer sur les montagnes tous les animaux, à l'exception de ceux qui sont nécessaires aux travaux des champs et des charrois; on les fait ordinairement partir vers la fin du mois de mai. Quoique l'époque se trouve un peu prématurée, on est forcément obligé de les envoyer alors, pour plusieurs motifs: en premier lieu, on ne peut plus les mettre dans les prairies; les pacages communaux sont épuisés, et en outre les fourrages fanés sont finis. Cependant toutes ces considérations ne sont pas assez puissantes pour qu'on doive exposer sitôt les animaux sur la montagne où la neige est loin d'être entièrement fondue; il arrive très-souvent qu'il en tombe d'une manière extraordinaire, à tel point qu'il n'y a pas d'années où elle ne fasse périr une plus ou moins grande quantité d'animaux. Le fait suivant prouve d'une manière évidente combien il est dangereux de les envoyer trop tôt à ces pacages. Du 27 août jusqu'au 2 septembre 1833, il tomba une telle abondance de neige sur la montagne que plus de 400 animaux d'espèce différente périrent; une pluie abondante survint immédiatement après; elle fit fondre de suite la neige et forma des torrens impétueux qui entraînèrent jusqu'au pied des montagnes une grande quantité d'animaux. d'après le recensement qui en a été fait, il est mort, dans l'espace de cinq ou six jours, soit par l'effet de la neige, de l'eau et du froid, soixante-dix à quatre-vingts chevaux et jumens environ, cent bêtes bovines et cent vingt à cent trente bêtes ovines, sans qu'il ait été possible de leur porter le moindre secours.

Cette triste expérience, trop souvent répétée, suffirait pour engager les propriétaires à prendre les précautions nécessaires afin de ne plus exposer leurs animaux à de pareils accidens; ils sont en outre, pendant toute la saison, exposés à toutes les intempéries de l'air, nuit et jour dehors, abandonnés pour ainsi dire à eux-mêmes. Lorsqu'il meurt une bête, n'importe de quelle maladie, on l'écorche et on la laisse en plein air jusqu'à ce qu'elle soit dévorée par les oiseaux de proie.

Pendant l'hiver, ces animaux sont tenus dans des étables où règne ordinairement la plus grande insalubrité; mal construites, très-basses, remplies d'ordures et très-petites.

**Causes locales et générales.**

Les causes essentielles qui ont le plus concouru au développement de la *gastro-entérite aiguë* sont à mon avis celles dont l'influence est plus ou moins marquée et qui ont agi le plus directement sur la membrane *muqueuse gastrique* et *intestinale*, telles que l'usage des fourrages poudreux de seconde ou troisième coupe, récoltés depuis deux ou trois ans et qui avaient en partie perdu leurs principes nutritifs ; l'usage des fourrages moisis et à moitié détériorés. Dans certaines contrées la rareté des eaux, la nécessité de faire boire les animaux dans des eaux bourbeuses et chargées de principes putrides, le passage brusque d'une chaleur excessive à un froid rigoureux, inconvénient auquel les animaux ont été exposés durant le pâturage du jour et de la nuit, mais plus particulièrement durant le pâturage du matin à la rosée ou au brouillard, surtout quand on a l'imprudence d'y envoyer les animaux sans avoir eu la précaution de leur donner, avant de partir, du fourrage sec, afin d'opposer son action aux mauvais effets des jeunes et fraîches pousses de chêne qui contiennent plus ou moins de tannin ; ces causes, dis-je, ont, d'après mon opinion, dirigé leur action sur les estomacs et le canal digestif, et y ont provoqué un accroissement de stimulus, qui a bientôt pris tous les caractères d'une *phlegmasie aiguë;* joignez à cela les causes sympathiques, telles que les travaux pénibles auxquels ces animaux ont été exposés pendant le fort des chaleurs excessives des mois de juin et juillet, le saisissement qu'ils ont éprouvé en rentrant ensuite dans des habitations humides, ou lorsqu'ils ont même été envoyés directement au pacage; cette transition subite amenant l'interception de l'insensible transpiration, même la suppression ou l'arrêt d'une sueur plus ou moins abondante. D'autres causes non moins énergiques paraîtraient également avoir contribué à son développement, les unes directement et d'autres d'une manière secondaire, telles que la mauvaise construction des étables, la malpropreté qui y règne. Elles sont en effet mal aérées; l'air y circule difficilement; la porte, qui est la seule ouverture, se trouve presque toujours fermée. Ajoutez à cela, le trop long séjour du fumier, d'où s'exhale une odeur infecte très-acre et malfaisante. Ces émanations, mises en contact avec les membranes muqueuses et les bouches absorbantes de la peau ne peuvent être que fort nuisibles. Le devant des animaux est toujours plus élevé que le derrière de huit à neuf pouces environ; dans cette position le derrière se trouve dans un fond où on laisse croupir l'urine et les excrémens afin d'obtenir de bon fumier.

### Autopsies cadavériques.

Sur dix *autopsies* que j'ai faites de différentes espèces d'animaux domestiques, dont cinq vaches, un bœuf, deux brebis, une jument et un âne; elles m'ont démontré des désordres différens et variés selon l'intensité de la maladie, selon sa marche plus ou moins rapide, et surtout selon les espèces d'animaux. J'ai remarqué dans quelques grands ruminans qui paraissaient avoir une forte constitution, le ventre plus ou moins balloné, l'extrémité du *rectum* un peu renversé et d'une couleur violacée, les vaisseaux *sous-cutanés* gorgés et remplis d'un sang noir, le tissu cellulaire de l'abdomen d'un rouge foncé *ecchymosé*, le dessous du *thorax* infiltré d'une sérosité roussâtre tirant sur le jaune. Je n'ai point remarqué ces phénomènes dans les *solipèdes* ni dans les bêtes à laine. L'abdomen contenait dans tous une grande quantité de sérosité sanguinolente, le *péritoine* présentait dans plusieurs points des taches noirâtres; le *rumen* soit des grands soit des petits ruminans, naturellement peu susceptible d'irritation par la présence des substances apportées du dehors, était dans tous ces animaux plus ou moins fortement enflammé; les alimens contenus dans cet organe étaient très-desséchés; la *membrane muqueuse* et les *mamelons* des deux sacs très-enflammés, quelques taches noirâtres apparaissaient dans le sac droit de quelques animaux ; l'inflammation s'était également propagée à la membrane charnue, puisque, dans quelques sujets, outre les taches noirâtres qu'on y remarquait, elle se déchirait très-facilement ; la membrane *péritoniale* se trouvait aussi affectée des mêmes lésions, ainsi que je l'ai démontré plus haut ; même état *morbide* se distinguait dans le *réseau* et le *feuillet*. Les matières alimentaires contenues dans celui-ci étaient très-dures et desséchées, à tel point qu'elles pouvaient facilement se réduire en poussière ; j'ai également observé dans deux vaches les lames du feuillet détachées et adhérentes à la surface des matières alimentaires. Dans la *caillette*, organe essentiel de la chymification, celui des quatre estomacs qui est doué du plus haut degré de sensibilité, les ravages étaient d'autant plus considérables ; les alimens contenus dans sa cavité étaient liquides et sanguinolens ; les membranes d'une couleur rouge foncé et couvertes de taches noirâtres gangreneuses, mais plus particulièrement près du *pylore ;* on y remarquait aussi quelques ulcérations ; la membrane muqueuse désorganisée se détachait facilement. J'ai observé les mêmes phlegmasies tout le long du tube intestinal, quoique l'intensité fut plus sensible dans certaines parties que dans d'autres ; la membrane interne de l'intestin grêle, épaissie, était d'un bleu rougeâtre et parsemée à des distances assez rapprochées de taches assez livides tirant sur le noir; ces lésions étaient beaucoup plus sensibles vers la partie *gastrique* ou fixe que dans les parties flottantes et *cœcales*. J'ai remarqué moins de désordres dans les gros intestins; cependant tout le *rectum*, jusqu'à sa terminaison, offrait les mêmes phénomènes que dans la partie *gastrique* de l'intestin grêle. Les plus grands désordres régnaient aux deux extrémités du tube intestinal; le *cœcum* et le *rectum* contenaient des matières liquides, très-déliées, sanguinolentes et d'une odeur insupportable; la membrane muqueuse présentait une couleur jaunâtre et elle était comme enduite d'un suc *biliaire*. Quoique ces deux parties du gros intestin m'aient toujours paru les moins affectées, il n'est pas moins vrai que l'inflammation avait toujours gagné les trois couches membraneuses et presque toute l'étendue du *mésentère*, où l'on remarquait aussi, seulement par intervalles, une couleur d'un rouge foncé et livide. Dans la partie destinée au soutien de l'intestin grêle, la *rate* épaissie, le *foie* engorgé et rempli d'un sang noir, la *vesicule biliaire* plus dilatée que dans l'état normal et remplie d'une bile très-délayée et d'une couleur noirâtre, la *vessie* entièrement vide et très-racornie. Dans une vache et un âne, j'ai remarqué la membrane muqueuse de la *trachée-artère* et des *bronches* et même de l'*œsophage* d'un rouge brun; le pharynx et le larynx légèrement enflammés; les altérations du cerveau n'étaient pas considérables. Cependant je remarquai dans deux vaches, à la surface externe de l'*encéphale*, des traces d'inflammation, et d'une infiltration d'une teinte jaunâtre dans le *plexus choroïde*. Je n'ai pas remarqué d'autres lésions organiques dignes d'être notées, si ce n'est que toutes les parties molles très-relachées se déchirant avec facilité, l'estomac et l'intestin des *solipèdes* étaient à-peu-près dans le même état que la *caillette* et l'intestin des ruminans.

La plupart de ces lésions cadavériques sont le résultat des observations que j'ai faites sur des animaux qui étaient morts sans avoir reçu le moindre secours de l'art.

**Observations sur l'apparence de contagion.**

La naissance de la maladie sembla d'abord ne rien présager de funeste; quelques animaux mouraient ça et là dans différentes communes; mais elle ne tarda pas à se propager avec une incroyable rapidité; elle avait déjà frappé un assez grand nombre de victimes, sans qu'on en soupçonnât l'existence et la nature, lorsque les ravages qui allaient toujours croissant firent enfin sentir la nécessité de la présence d'un vétérinaire. MM. les Maires des communes d'Asasp, Orin, Géronce, Poey et Monein demandèrent à M. le Sous-préfet d'Oloron le vétérinaire attaché à son arrondissement. Le 15 juillet 1832, je fus envoyé dans ces différentes communes pour combattre cette maladie, qui ne régnait pas seulement parmi les grands ruminans, car les chevaux, les mulets, les ânes, les bêtes à laine et quelques porcs en étaient également atteints. Une vache était morte dans la commune d'Orin avec tous les symptômes de cette maladie. On avait eu l'imprudence de l'enfouir dans le ruisseau marécageux nommé le Jos et à très-peu de profondeur, à tel point que les extrémités sortaient au-dessus de l'eau. On envoyait tous les animaux de cette commune s'abreuver à deux toises seulement de distance plus bas que le cadavre enfoui; ils étaient même forcés, ainsi que je l'ai dit plus haut, de traverser le ruisseau à ce même endroit pour aller au pacage. Je fis transporter et enfouir de nouveau, en ma présence, le cadavre dans un endroit éloigné des habitations et de tout passage public. Les exhalaisons qui s'échappaient de ce cadavre en putréfaction et répandaient au loin une odeur infecte, sembleraient être au premier abord une des principales causes de la propagation de la maladie, d'autant plus que quelques-uns de ces animaux éprouvèrent, peu de temps après s'être abreuvés ou avoir traversé le ruisseau, tous les symptômes bien caractéristiques de la *gastro-entérite aiguë*.

Deux bœufs bien portans venant de la commune d'Araujuzon, arrondissement d'Orthez, entrèrent chez le sieur Lamazou, maire de la commune de Géronce, à qui ils appartenaient; il les mit dans la même étable où une vache était morte quelques jours auparavant de la maladie dont il est question. L'un des deux bœufs ne tarda pas à éprouver tous les symptômes de cette affection, et il mourut le quatrième jour de son arrivée; l'autre n'éprouva pas le moindre dérangement dans sa santé.

Dans la commune de Lucq, où la maladie régnait déjà depuis quelques jours, deux vaches en furent subitement affectées, après avoir passé devant un âne mort de la même maladie et qu'on n'avait pas enfoui. Je voulus m'assurer d'une manière positive si réellement la *gastro-entérite aiguë* se propageait par voie de contagion, en laissant cohabiter quelques bêtes saines avec les malades. Ce mode de transmission est le plus commun dans toutes les maladies contagieuses et celui qui fait les plus grands ravages; mais dans cette circonstance, les résultats ne m'ont pas prouvé d'une manière bien évidente l'existence de la contagion; aussi je m'abstiendrai de toute décision à ce sujet.

### Traitement curatif.

Avant tout, je m'empressai d'éloigner les causes présumées de la maladie ou, du moins, d'en diminuer l'influence autant que possible; mais déjà à mon arrivée plusieurs empiriques avaient proné, dans toutes les communes où la maladie exerçait ses ravages, l'efficacité de leurs remèdes, qui produisaient généralement des effets mortels. Ces guérisseurs faisaient prendre aux bêtes malades des breuvages composés d'une infusion au vin *de rhue* (*ruta*), d'ail (*allium sativum*), de canelle (*laurus cinnamomum*) et de poudre à canon. Les animaux à qui on administrait ces remèdes éprouvaient des convulsions violentes avec trouble général des fonctions des sens; enfin tous les symptômes sympathiques du *vertige* ne tardaient pas à se manifester, et la mort en était presque toujours la suite.

Cette méthode irritante, indistinctement en usage pour toutes les maladies, n'est pas sans un assez grand nombre de partisans, même parmi les gens de l'art.

Quelques personnes en employant le traitement *antiphlogistique* sont trop modérées dans l'usage des saignées et ne les pratiquent que d'une manière insuffisante; aussi la maladie n'en poursuit pas moins ses funestes progrès, ce qui les porte à croire que la saignée et les autres moyens calmans sont plutôt pernicieux que favorables, et au lieu d'insister sur cette méthode, ils font succéder l'emploi des toniques et des cordiaux qui sont, comme l'expérience le démontre, d'un usage très-dangereux dans toutes les *phlegmasies* des bêtes bovines. Quelques guérisons dues en apparence à cette méthode, mais plutôt réellement produites par la soustraction de l'influence des causes, ne prouvent nullement qu'il faille, pour les maladies *inflammatoires* des grands ruminans, un mode de traitement différent de celui qui est généralement suivi en pareil cas pour tous les animaux domestiques. L'organisation du bœuf n'est pas moins parfaite que celle des autres animaux; les symptômes caractéristiques de leurs maladies *inflammatoires* sont à peu de différence près les mêmes; la maladie suit la même marche dans tous, et à moins de tomber dans la plus grande erreur ou de faire abnégation des règles et des principes établis de la *thérapeutique*, on ne peut s'écarter de la méthode rationnelle et obtenir des résultats satisfaisans. Au reste dans toutes les *phlegmasies* des grands ruminans, comme dans celles des *monodactyles*, l'expérience nous fait reconnaître tous les jours les avantages immenses de la méthode *antiphlogistique*. Quoiqu'on prétende avoir obtenu de nombreuses et promptes guérisons en rétablissant l'excitabilité affaiblie de la fibre animale en réactivant l'exercice des fonctions naturelles, il est aujourd'hui bien prouvé que tous ces moyens irritans ne conviennent que dans très-peu de cas. J'ai vu et traité cette maladie sur plusieurs animaux d'espèce différente et dans les différentes communes dont j'ai déjà parlé; dans tous elle offrait les mêmes caractères, sauf quelques modifications dans l'intensité et la gravité des symptômes et dans quelques phénomènes de la maladie. Le traitement a toujours été le même; partout je l'ai combattue de la même manière et en ai obtenu les plus heureux résultats, même chez les sujets en qui la maladie était compliquée de phlegmasie de l'appareil *pulmonaire* ou *cérébral.*

Le traitement que j'ai employé a été suivi, avec la plus grande rigueur, de saignées copieuses et souvent répétées selon l'état du pouls, la constitution du sujet et surtout selon le degré d'intensité de la *phlegmasie.* Il est des sujets sur lesquels j'ai pratiqué jusqu'à quatre saignées dans la journée, de deux litres chacune, sans obtenir une amélioration sensible dans l'exaltation des symptômes inflammatoires, et j'ai été obligé, d'après l'existence des mêmes indications, de revenir le lendemain à la même opération et d'extraire jusqu'à quinze ou seize litres de sang, pour obtenir un changement favorable dans les *symptômes.* Ce moyen de traitement fut secondé dans son action par l'administration des boissons *mucilagineuses* et *gommeuses*, de l'eau de graine de lin, de guimauve, de cinq à six breuvages par jour d'un litre chacun, administrés tièdes. Je recommandai aux personnes chargées du soin des animaux malades de ne pas dépasser chaque fois la quantité prescrite; car dans cet état d'inflammation, une trop grande quantité de liquide à la fois dans l'estomac augmente l'irritation qui n'est que trop développée ; d'heure en heure un lavement émollient, des bains de vapeur et des fomentations de même nature sous l'abdomen souvent répétées dans la journée. Ce traitement fut secondé par un régime des plus sévères, composé d'eau tiède blanchie avec de la farine d'orge et légèrement nitrée, à laquelle on ajoutait un mélange mucilagineux de graine de lin : le pansement de la main était régulièrement fait deux fois par jour. Voilà les seuls moyens *thérapeutiques* que j'ai employés pour plus de quatre-vingt bêtes affectées de cette maladie, dont soixante-dix ont été promptement et complètement guéries ; dix seulement ont succombé parmi toutes celles qui ont été soumises au traitement.

J'ai beaucoup insisté pendant que le pouls était plein et dur et que la constitution de l'individu le permettait pour les saignées répétées, larges, copieuses et toujours pratiquées à la jugulaire. J'insistai également sur le régime diététique le plus sévère, ce qu'il m'était souvent difficile d'obtenir de nos propriétaires, qui sont tous en général empressés de satisfaire l'appétit de leurs animaux malades. Je prolongeai ce régime autant que possible et d'une manière convenable, afin de prévenir des accidens souvent très-difficiles à vaincre. Après deux jours de traitement les animaux témoignaient un mieux sensible ; les *déjections* devenaient plus faciles. Quand tous les signes *morbides* avaient disparus, je permettais, alors seulement, qu'on donnât aux animaux un peu de menue paille, l'eau tiède un peu plus chargée de farine d'orge, avec recommandation expresse de n'augmenter la nourriture qu'insensiblement et de n'arriver aux rations ordinaires que par degrés et même long-temps après que les animaux fussent complètement guéris. On leur faisait faire un léger exercice au grand air quand les momens étaient favorables; dans quelques sujets, surtout chez les plus âgés, la convalescence était un peu longue, mais en général les forces revenaient assez vite, et les animaux ne tardaient pas à reprendre leurs travaux ordinaires.

### Traitement préservatif.

Dans le doute de l'existence de la contagion et afin de n'avoir rien à me reprocher, je conseillai d'abord de séparer les animaux sains de ceux qui ne l'étaient pas; je recommandai aux personnes chargées du soin des animaux malades de ne point entrer dans les écuries ni les étables saines; le pansement de la main fut régulièrement fait deux fois par jour. J'insistai surtout pour maintenir la plus grande propreté des animaux et des endroits qui les contenaient; faire râcler les rateliers, les mangeoires, les murs et les laver avec une lessive alcaline, râcler le sol et en enlever environ deux ou trois pouces; le renouveler avec de nouvelle terre; maintenir un libre courant d'air dans ces habitations.

Tous les animaux furent nourris au sec et à moitié ration ordinaire avec du fourrage bien récolté, secoué et arrosé avant de le leur donner avec du vinaigre ou du vin; j'ordonnai d'enlever chaque jour le fumier de dessous les pieds des animaux et de le transporter à une distance assez éloignée des habitations; de le remplacer par une litière fraîche; d'abreuver les animaux avec de l'eau farineuse légèrement acidulée. J'ai également fait usage comme préservatif, des émissions sanguines, sur les animaux les plus *plétoriques*. L'usage des *sétons* au fanon ne fut pas non plus négligé; car j'ai toujours obtenu de leur emploi comme préservatif, dans toutes les phlegmasies aiguës et gangréneuses, les plus heureux résultats. Ainsi que je l'ai démontré en exposant le traitement des affections *charbonneuses*, je crus qu'il n'était pas inutile, pour détruire les émanations malfaisantes qui attiraient plus ou moins l'air contenu dans les étables, de faire usage des *fumigations*, en mettant sur un réchaud rempli de cendres chaudes, un vase contenant de l'*oxide de manganèze* et du *muriate de soude* par parties égales et environ quinze grammes d'*acide sulfurique* pour trente grammes des autres substances; je fis sortir les animaux et tenir les portes et fenêtres fermées pendant deux heures pour donner lieu à l'action des fortes vapeurs qui se dégageaient, et j'ordonnai de ne faire rentrer les animaux qu'après avoir rappelé l'air du dehors pour chasser l'odeur des fumigations.

Je fis enfouir les cadavres à huit pieds de profondeur et dans des lieux éloignés des habitations et des chemins publics.

Quand la maladie parut avoir entièrement cessé, je recommandai aux propriétaires de n'envoyer les animaux aux pâturages ni à jeun ni dans les temps des pluies et des fortes chaleurs, ni avant que la rosée fut en grande partie évaporée, et de les faire rentrer peu de temps après le coucher du soleil; enfin de les empêcher surtout de boire dans des bourbiers ou dans les eaux stagnantes.

Quarante-deux vaches, douze bœufs de labour, quinze veaux et genisses d'un à trois ans, vingt ânes, dix mulets, quatre jumens et quinze brebis sont morts dans l'espace de quinze jours; la plus grande partie sans secours et le reste victimes de l'ignorance et du charlatanisme; tous furent en peu de jours frappés de la *gastro-entérite*, et plus ou moins gravement affectés des symptômes non équivoques de cette maladie. Je dois faire remarquer que la mortalité ne s'est jamais emparée de tous les animaux contenus dans la même étable. Je dois également faire observer que presque toutes les années il meurt ça et là un assez grand nombre d'animaux par la même maladie que l'on confond presque toujours avec le *charbon*, maladie connue dans le pays sous le nom de *louvet*.

Soixante-dix animaux ont été sauvés sur quatre-vingts environ qui ont été soumis à mon traitement. La plus grande partie des animaux de toutes les communes où la maladie faisait plus ou moins de ravages ont été préservés, et je suis bien persuadé que la prompte guérison n'a été due qu'à l'action des remèdes dont j'ai fait usage. Le fait est tellement certain que dans toutes les communes, trois jours après l'emploi du traitement curatif et préservatif, la maladie cessa comme par enchantement.

### Observation sur une vache, dans un état de gestation avancée affectée ainsi que son fruit d'une gastro-entérite aigue.

Le 10 août 1835, à la demande de M. V...., propriétaire-rentier, demeurant dans la commune de Leduix, je me rendis chez lui pour donner mes soins à une vache de cinq à six ans, fortement constituée et dans un état d'embonpoint. A mon arrivée, j'observai les symptômes suivans : la respiration laborieuse, l'accélération des mouvemens des flancs très-remarquable, le pouls fréquent et dur, le poil terne et hérissé ; la peau des lèvres et celle du muffle très-rude et très-sèche, les yeux tristes et abattus, la langue blanchâtre au milieu et rouge à son pourtour ; une forte inflammation des membranes apparentes, l'haleine mauvaise, une grande altération, des épreintes assez violentes accompagnées de la fréquence de *déjections* délayées et fétides, la perte de l'appétit. La bête faisait entendre presque continuellement un gémissement plaintif; par momens elle tombait dans un abattement général; la tête basse et affaissée, la marche chancelante, une forte sensibilité dans la colonne vertebrale, les urines rares et difficiles. Le *fœtus* donnait des signes de vie par les mouvemens qu'il imprimait au flanc droit et l'on sentait également sa présence au moyen d'une légère pression exercée avec la main sur cette partie; la vache ne manifestait pas le moindre signe précurseur de la parturition.

Renseignemens. — Le propriétaire me déclara que cette bête était née chez lui et qu'elle était à son huitième mois et demi de *gestation;* que c'était le second fruit qu'elle portait, qu'elle était d'une voracité extraordinaire, à tel point qu'on était obligé de la séparer des autres pour lui donner sa ration; que de temps à autre elle éprouvait des coliques assez violentes, mais que la diète et les lavemens émolliens les faisaient toujours disparaître; depuis deux jours seulement les symptômes d'irritation et d'inflammation avaient augmenté d'une manière rapide. Trois jours avant que les symptômes de la *gastro-entérite* ne se manifestèrent, le domestique chargé du bétail au pacage les y avait menés plus matin qu'à l'ordinaire et parmi une rosée très-abondante; aussi la vache éprouva-t-elle dans la journée d'assez fortes coliques qui furent combattues par les moyens ordinairement mis en usage; le soir la bête fut plus calme, mais la tristesse et l'abattement succédèrent à l'agitation qu'elle avait éprouvée pendant la journée.

Le lendemain, le pourtour des yeux devint très-rouge, le poil piqué et la température de la peau très-élevée, l'agitation plus sensible que dans l'état normal, l'appétit nul. On fit usage du même régime diététique, des lavemens émolliens et de la boisson adoucissante.

La crainte de provoquer un avortement subit dans l'état avancé de gestation de la bête, me rendit très-modéré dans les saignées; cependant l'état du pouls, la constitution du sujet et l'intensité de la phlegmasie exigeaient des émissions sanguines copieuses et souvent répétées, je me bornai à pratiquer deux saignées dans la journée, de deux litres chacune. Ces opérations furent secondées par l'administration des boissons mucilagineuses et gommeuses, de guimauve et de graine de lin, de sept à huit breuvages par jour d'un litre chacun et tièdes, des bains de vapeur et des fomentations émollientes sous l'abdomen très-souvent répétées dans la journée; d'heure en heure un lavement de même nature; pour tout régime de l'eau tiède blanchie avec de la farine d'orge, légèrement acidulée, à laquelle on avait ajouté un mélange mucilagineux de graine de lin.

Le 11, la vache témoigna un peu de mieux; les symptômes se montraient avec un peu moins d'intensité, mais les mouvemens du fœtus ne se firent point remarquer au flanc droit comme la veille; le même traitement fut ordonné à l'exception des saignées.

Le 12, mieux continué; la bête cherchait à manger; je permis qu'on lui donnât l'eau tiède un peu plus chargée de farine d'orge; du reste même traitement. Je commençai par éprouver quelques craintes sur la vie du fœtus. Quelle que fut la position de la mère, soit couchée, soit debout, on ne sentait plus les mouvemens qu'on remarquait le premier jour au flanc droit.

Le 13 au matin, M. V..... m'envoya chercher; à mon arrivée, je trouvai la bête avec tous les signes qui annoncent le moment de la *parturition*; des gémissemens plaintifs, des contractions utérines qui se développaient graduellement; en un instant elles devinrent très-fréquentes, plus longues et plus douloureuses; le pouls dur et fréquent; la poche de l'humeur *amniotique* ne tarda pas à paraître; je facilitai la sortie de ce liquide et j'aperçus de suite le petit sujet qui se présentait dans la position naturelle, mais sans donner le moindre signe de vie. Petit à petit il sortait de la cavité *utérine*, et déjà la tête, les épaules et la poitrine avaient franchi le col de l'*utérus*, quand un obstacle inattendu et assez rare retarda de quelques momens la délivrance de la mère; l'abdomen du produit était tellement balonné, que ce ne fut pas sans difficulté que je parvins à lui faire franchir le passage, vu que les efforts expulsifs de la mère se ralentissaient et qu'elle tombait dans un grand épuisement.

Je fis présenter à la vache de l'eau tiède blanchie avec de la farine d'orge, qu'elle but avec avidité; la bête parut assez calme, mais triste et abattue. Je procédai ensuite à l'autopsie du veau; mais quel fut mon étonnement de trouver tous les désordres de la *gastro-entérite aiguë;* les vaisseaux sous-cutanés de l'abdomen gorgés; le tissu cellulaire noirâtre; la cavité abdominale contenait une grande quantité de sérosité sanguinolente; le péritoine présentait dans plusieurs points des taches d'un rouge foncé *ecchymosées.* Les quatre estomacs se trouvaient plus ou moins enflammés et recouverts de taches noirâtres; ils contenaient une humeur analogue à celle de l'*amnios;* la phlegmasie avait également affecté les trois membranes, la musculeuse se déchirait au moindre petit effort; on remarquait distinctement quelques petites ulcérations près du *pylore.* Ces mêmes phénomènes se faisaient remarquer dans presque toute l'étendue du tube intestinal. Cependant les plus grands désordres se trouvaient dans la partie *gastrique de l'intes-*

*tin grêle* et sur toute l'étendue du *rectum* jusqu'à sa terminaison; les taches d'un bleu rougeâtre tirant sur le noir se faisaient plus particulièrement remarquer dans ces deux dernières parties; la membrane *muqueuse* présentait, dans quelques endroits, une couleur un peu jaunâtre et enduite d'une matière qui constitue le *méconium*. Quoique l'*autopsie* ait été faite avec tout le soin possible, je n'ai rien remarqué dans les autres organes qui soit digne d'être noté.

Les causes *morbifiques* externes qui ont agi sur la mère, ne peuvent à mon avis avoir également agi sur le *fœtus*; il est bien plus probable que les causes internes seules ont agi sur lui, c'est-à-dire, que la mère aura communiqué la maladie à son fruit; mais le difficile est de dire si c'est par la voie de la circulation *fœtale* ou bien par celle de la nutrition, l'une et l'autre pouvant également y avoir contribué. Le fait est que les lésions observées dans l'*autopsie* étaient en tout en rapport avec les symptômes de la mère. Celle-ci fut long-temps convalescente; cependant à force de soins, et au moyen d'un régime convenable, cette vache est devenue aujourd'hui une des plus belles de l'étable de M. V.

# MÉMOIRE

## Sur la pneumonie chronique ou phthisie pulmonaire tuberculeuse des bêtes bovines (POMMELIÈRE).

Parmi les maladies qui sont communes aux grands ruminans, la *pneumonie chronique* ou *phthisie pulmonaire*, connue aussi sous les noms vulgaires de *pulmonée*, *pommelière*, et *gravelle*, par l'ancienne coutume de Normandie, etc., est une de celles dont ces animaux sont le plus souvent affectés, et ils sont le plus souvent exposés aux affections de poitrine.

On peut considérer la *pneumonie chronique* comme le premier degré de la *phthisie pulmonaire*; cette maladie offre pendant sa durée de grandes variétés dans les symptômes, et après la mort les lésions qu'on observe dans les *viscères* contenus dans la poitrine, offrent également quelques variétés dignes de remarque, qui pourraient faire confondre cette affection avec d'autres du même genre.

Cette affection s'est propagée pendant quelque temps d'une manière alarmante, et a fait tellement de progrès dans l'espace de dix ans, qu'elle s'est étendue bien au-delà de nos contrées et dans des endroits où elle n'avait jamais donné le moindre signe de son existence. Aujourd'hui, quoiqu'elle exerce moins de ravages, elle n'est pas moins redoutée; on n'entend parler que de son caractère, mais plus particulièrement dans le département des Basses-Pyrénées, où elle n'est vulgairement connue que sous le nom *d'auzets*. Cette dénomination, aussi absurde que ridicule, qui, en français, veut dire *oiseaux*, n'a aucune analogie avec la maladie dont il s'agit.

Cette affection continue ses progrès d'une manière ordinairement lente et souvent irrégulière (sauf le cas où elle s'annonce avec des symptômes très-aigus); les périodes qu'elle parcourt sont rarement bien marquées et elles sont à des distances fort éloignées et quelque fois interrompues par de nouveaux phénomènes, ce qui peut facilement mettre l'homme de l'art dans l'embarras, relativement aux indications et aux contre-indications pour le traitement à employer.

Les symptômes de cette inflammation chronique varient sur beaucoup d'animaux, ce qui a été souvent cause que certains vétérinaires ont recherché pendant long-temps les véritables caractères de cette affection. Il y en a encore aujourd'hui qui prétendent que ce n'est point la *pneumonie chronique* ou *phthisie pulmonaire tuberculeuse ;* les uns la confondent avec l'*esquinancie* chronique, d'autres avec le *cornage* ou *sifflage*. Toutes ces affections sont confondues par les gens de la campagne en une seule et même maladie, qui porte toujours le nom d'*auzets*.

Il est peu de communes dans notre département où cette maladie ne fasse plus ou moins de ravages; aussi tous les nourriseurs et les personnes qui font le commerce de bétail, portent-ils la plus grande attention sur le choix qu'ils font dans leurs acquisitions, et la moindre toux qu'ils aperçoivent dans les animaux, n'importe quel en est le caractère, suffit pour les éloigner d'en faire l'acquisition.

Cette maladie attaque indistinctement les bœufs, les vaches laitières, les veaux et les génisses; néanmoins les jeunes sujets paraissent y être moins exposés; j'ai cependant vu de ces derniers périr par suite de cette affection. Des vétérinaires m'ont assuré l'avoir quelquefois observée dans les jeunes veaux et génisses qui provenaient de nos contrées, ce qui prouverait la prédisposition héréditaire à son développement que les sujets doivent souvent apporter en naissant. Elle paraît plus intense dans certaines saisons; en automne, après les grandes chaleurs, et au printemps, après des temps humides et froids, elle détruit une plus grande quantité d'animaux et quelquefois d'une manière très-rapide; ses accès s'annoncent alors avec tous les caractères d'une pneumonie aïguë.

Quand cette maladie était moins connue dans notre pays, les nourrisseurs ne fesaient aucun cas de la toux; malgré ce signe maladif ils ne fesaient aucune difficulté d'acquérir les animaux. Aujourd'hui ils se garderaient bien de tenir longtemps dans leurs étables les bêtes qui seraient seulement affectées d'une simple toux; quelque fut d'ailleurs leur embonpoint, ils s'empresseraient de les vendre, même à bas prix, avant que la maladie ne prit un caractère alarmant. Aussi voit-on souvent certains charlatans se transporter dans les communes rurales pour y faire l'achat de ces animaux malades, les traiter à leur manière et les exposer plus tard en vente. Ce commerce honteux prend un dégré d'intensité alarmant; la bonne foi est souvent trompée, et l'honnête propriétaire devient la dupe du fripon audacieux qui ne rougit pas de lui faire payer ces animaux au prix courant. Ceux qui se livrent à ce commerce, connaissent le tort qu'ils font aux acheteurs, puisque l'on sait aujourd'hui qu'ils ont soin de cacher leurs noms, pour se soustraire sans doute aux investigations de la justice.

**Causes.** — Les causes qui donnent naissance à la *pneumonie chronique*, constamment mortelle quand elle est parvenue au degré de *phthisie pulmonaire*, sont l'insalubrité des étables en général mal construites, très-basses, trop petites, mal exposées, mal tenues et remplies d'ordures, mal aérées. L'air n'ayant ordinairement d'autre issue que celle de la porte, qu'on tient presque toujours fermée, la chaleur qui se développe doit être insupportable, et le passage subit de cette chaleur suffoquante de l'étable au régime du pacage, et l'exposition subite aux variations presque continuelles de l'air du dehors, ne peut être que fort nuisible. Ces causes, dis-je, influent d'une manière sensible sur les affections de poitrine.

Le sol sur lequel reposent les animaux est creusé à un pied au-dessous de son niveau; cette mauvaise habitude, établie dans tout le pays, n'a d'autre but, ainsi que je l'ai déjà fait observer, que d'y faire croupir l'urine et les excrémens pendant plusieurs jours, afin d'obtenir de bon fumier qui acquiert promptement l'odeur piquante d'ammoniaque (*alkali-volatil urineux.*)

On fait également séjourner dans les étables d'énormes piles de fumier. Il est bien prouvé que ces exhalaisons et celles qui sortent du corps des animaux ne peuvent être que nuisibles. Quoique leur action paraisse peu énergique d'abord, elle n'en produit pas moins ensuite des effets marqués, surtout quand elle est long-temps continuée. A toutes ces causes particulières, j'en ajouterai d'autres qui me paraissent également déterminer son invasion : la longue exposition des animaux aux rayons brûlans du soleil, aux travaux fatigans des charrois de tout espèce, aux changemens subits de température, assez fréquents dans nos Pyrénées, où la pluie froide et les grêlons succèdent souvent à une chaleur excessive et surprennent ces animaux au moment d'une forte transpiration; comme aussi le repos absolu et le long séjour dans les étables, ce qui est également prouvé, peuvent contribuer à son développement. Le pacage n'en est pas moins aussi une des puissantes causes; il est de fait certain que, dans les fortes chaleurs, les bêtes bovines choisissent de préférence pour pacager les endroits marécageux où les eaux stagnantes se corrompent facilement par l'abondance des substances animales et végétales en décomposition, et les qualités que prennent les plantes qui croissent dans ces terrains peuvent devenir des causes prochaines d'une affection de poitrine. Le fait suivant vient à l'appui de ce que j'avance :

Dans le mois de septembre 1833, je fus mandé par M. J......, propriétaire-rentier, demeurant dans la commune de Lucq, arrondissement d'Oloron, pour donner mes soins à douze vaches qui furent tout-à-coup affectées d'une pneumonie très-aiguë.

J'appris du propriétaire que ces bêtes avaient été envoyées bien portantes pendant le jour et la nuit au pacage communal. Le lendemain elles furent trouvées dans un endroit marécageux, les unes couchées et les autres continuant à pacager; on s'empressa de les faire rentrer à l'étable, et l'on ne tarda pas à s'apercevoir que toutes les bêtes étaient plus ou moins malades.

N'ayant été mandé que le cinquième jour, à mon arrivée je trouvai déjà trois bêtes mortes. J'observai sur sept vaches les symptômes suivans : les forces sensiblement diminuées, l'appétit nul, poil très-piqué et la peau adhérente; les bêtes restaient presque toujours couchées et ne se relevaient qu'avec la plus grande peine, surtout des extrémités postérieures; elles éprouvaient un tremblement général et à peine pouvaient-elles se tenir sur leurs membres, la tête basse, l'œil terne, cave et chassieux; un jettage *puriforme* par les nazeaux et qui s'attachait au bout de ces orifices; la respiration laborieuse; diarrhée assez forte et presque liquide, d'une odeur insupportable; les urines très-rares, le pouls vite et faible et un gémissement continuel. Dans les deux autres vaches qui étaient les plus jeunes, les symptômes étaient moins intenses; la première période de la maladie existait encore avec tous les caractères inflammatoires; aussi au moyen de petites saignées souvent répétées, des breuvages adoucissans et mucilagineux et de quelques lavemens émolliens, j'eus la satisfaction de sauver ces deux bêtes. Quant aux autres, malgré l'emploi d'un traitement rationnel et tous les soins qu'il fut possible de leur donner, elles moururent cinq ou six jours après, dans un marasme presque complet.

Il est certain que les pacages marécageux sont souvent des causes non équivoques des affections de poitrine. Ce qui ne doit pas moins concourir à la production des premiers symptômes de la *pneumonie chronique* ou *phthisie pulmonaire tuberculeuse* est l'usage continu des alimens secs de mauvaise qualité, habitude assez généralement répandue parmi les habitans les moins aisés de la campagne. Guidés par le besoin ou la cupidité, ils vendent les meilleurs fourrages, abandonnent leurs animaux au pacage communal, les exposent à toutes les intempéries, et quand ils les font rentrer aux étables, ne leur donnent qu'une nourriture composée de substances échauffantes et peu saines; aussi ces animaux sont-ils constamment maigres et l'on pourrait citer fort peu d'exemples que cette maladie se soit déclarée sur des animaux qui sont généralement bien tenus à l'étable, ne font que les travaux nécessaires des champs et ne sont envoyés au pacage qu'aux heures convenables; enfin, sur les animaux appartenant aux propriétaires riches, à moins qu'ils n'aient été introduits dans ces mêmes étables et n'en apportent avec eux les principes de la maladie.

Une des principales causes de cette affection dans les vaches laitières, est le régime de secrétion abondante et continuelle du lait; l'influence sympatique qui existe entre les organes de la respiration et ceux de la génération explique suffisamment ce phénomène. Enfin, la maladie peut provenir dans tous les sujets d'un vice organique de conformation : l'expérience prouve tous les jours que les sujets issus de père et mère dont l'organisation pulmonaire est vicieuse, sont plus exposés aux affections de ces organes.

Les nourrisseurs ne se doutent pas que des causes qu'ils ne soupçonnent pas parce qu'elles leur sont inconnues et qu'elles ne sont pas sensibles à leurs yeux, agissent sur les animaux qui se trouvent dans telle ou telle circonstance.

Le lait des bêtes affectées de cette maladie éprouve à la seconde période l'influence de cette affection; il abonde en *serum ;* il est moins crémeux, moins sucré et a moins de consistance que celui qui provient d'une bête saine; il tourne facilement, et le fromage qu'on en fait reste toujours molasse; par cette même raison il faut aussi que la viande éprouve plus ou moins d'altération selon l'intensité de la maladie, sans cependant qu'elle soit préjudiciable à la santé des personnes qui en font usage.

Cette maladie n'est point contagieuse, comme on a bien voulu le dire; ce qui a porté souvent nos propriétaires à le croire, c'est de voir leurs vaches successivement attaquées de la même maladie dans la même étable, aux mêmes époques et de la même manière; ils ne se sont point doutés que la même cause avait également agi sur toutes. Un grand nombre de bêtes que j'ai traitées et que j'ai toujours fait cohabiter avec les bêtes saines, ne m'ont jamais paru produire le moindre signe de contagion, pas plus que quelques expériences que j'ai faites à ce sujet, qui prouvent d'une manière évidente le peu de croyance qu'on doit ajouter à cette prétendue contagion.

Cette maladie n'est point particulière à tel ou tel endroit; elle règne dans tous les pays, mais avec plus ou moins d'intensité; elle se fait sentir d'une manière bien plus sensible dans celui que j'habite que dans les endroits tempérés; l'air sec et vif de nos contrées élevées, agité par des vents fréquens qui refroidissent subitement la peau, tandis qu'elle est souvent en transpiration sensible, peut être une des causes de son développement. D'ailleurs il est généralement prouvé, et tous nos médecins sont d'un avis unanime à ce sujet, que nos contrées deviennent souvent le théâtre de graves affections du poumon chez l'homme, occasionnées par certaines successions de températures variées; pourquoi les mêmes causes ne pourraient-elles pas progressivement exalter l'action de l'organe pulmonaire chez nos grands ruminans? Tout prouve l'identité de la cause et des effets chez l'homme et chez les animaux.

La *pneumonie chronique* est une inflammation lente, elle n'a point généralement de caractère aigu; elle dégénère presque ordinairement en véritable *phthisie pulmonaire.*

Sa présence s'annonce par deux époques bien différentes de sa durée; la première peut être prise depuis l'instant où les animaux conservent leur embonpoint et toussent de temps en temps; la toux est alors le seul signe caractéristique de la maladie, et seule elle existe jusqu'au moment où la maigreur commence à se manifester. Du reste, en général, les animaux sont gais, ils ont les yeux vifs et tous les signes extérieurs d'une bonne santé; les propriétaires observent dans ce cas, que ces animaux travaillent avec beaucoup plus d'action et deviennent plus sensibles aux coups. J'ai observé, ainsi que je le démontre dans les observations qui sont à la suite de ce mémoire, que cette maladie est quelquefois compliquée d'ischurie complète, occasionnée par des calculs urinaires.

La seconde époque est à partir de ce moment jusqu'à la mort.

Dans le premier temps de la maladie, la toux est précédée par le hérissement du poil et la sécheresse de la peau. Ces symptômes disparaissent; une toux légère se manifeste bientôt après; elle semble pendant long-temps être le seul symptôme qui annonce l'existence de la maladie; elle en est un des phénomènes les plus constans et elle a un caractère particulier qu'il faut avoir observé pour la distinguer de la toux ordinaire. C'est une expiration toujours pénible avec contraction violente des muscles abdominaux; elle est rauque, n'est jamais suivie dans le commencement d'*expectoration*, et une grande portion de la langue sort de la bouche. Il est des bêtes qui se plaignent quand on les presse vers la région *sternale*, qui toussent avec force à la moindre pression dans cette partie. En passant la main le long de la *trachée-artère*, surtout près du *larynx*, on y sent quelquefois des nœuds ou tubercules qui ceignent cet organe ; ce sont ces tubercules que nos propriétaires nomment aussi *auzets*. Quelques bêtes ont le poil mauvais, mangent sans s'entretenir en bon état, sont tristes, ont les yeux éteints ; d'autres remplissent parfaitement bien leurs fonctions comme dans l'état naturel, acquièrent même de l'embonpoint, surtout les vaches qui ont eu une abondance de lait ; elles entrent souvent en chaleur, mais se montrent rarement fécondes ; si quelques-unes retiennent, elles sont sujettes à l'avortement soit par les efforts continuels de la toux, soit par l'irritation presque permanente des organes *génitaux*.

Ces symptômes ne sont ni constans ni continuels ; ils sont au contraire intermittens et très-variables selon le travail, le tempérament et l'intempérie des saisons ; la toux est le seul symptôme non intermittent. Souvent la bête reste dans ce premier état pendant longues années.

Il résulte de l'inconstance et de la variété des phénomènes de cette maladie, que quelquefois elle se montre avec des symptômes non équivoques d'une inflammation assez aiguë du poumon ; d'autres fois ces phénomènes sont tellement obscurs que le *diagnostic* est fort difficile à établir, et il faut alors une grande habitude de cette maladie, surtout du caractère de la toux, pour ne pas la confondre avec d'autres *phlegmasies*, quand surtout les symptômes d'*ischurie* ou d'une inflammation des estomacs viennent la compliquer, ce qui arrive quelquefois. Si pendant ce premier temps, des causes particulières viennent à agir sur le poumon, telles que les chaleurs étouffantes, le grand froid, le renouvellement des saisons, l'usage des fourrages altérés, alors l'embarras du poumon augmente; on voit distinctement l'accélération du pouls, les battemens des flancs, et la toux prendre un degré d'intensité plus sensible. Si la bête résiste à cette épreuve, elle reprend peu à peu de l'embonpoint et tout semble rentrer dans l'ordre, mais ces mêmes phénomènes se renouvellent à des distances plus ou moins éloignées; les *tubercules* augmentent de grosseur; le poumon se détériore insensiblement, et chaque accès laisse de nouvelles traces de sa désorganisation; alors les symptômes du second temps commencent à se manifester. Quelquefois l'intervalle est marqué dans quelques vaches laitières par une diminution de secrétion de lait et une augmentation d'embonpoint; les nourrisseurs qui s'aperçoivent de ce changement s'empressent de favoriser l'engraissement et vendent ensuite leurs bêtes.

L'expérience m'a prouvé, par les différentes ouvertures que j'ai faites des bêtes qui toussaient depuis long-temps et qui étaient mortes d'autres maladies, d'accident ou conduites à la boucherie, que cette toux provenait des *obstructions* et des *tubercules* du poumon ; ce qui pourrait avoir lieu quand l'inflammation chronique de cet organe se prolonge par l'action continue des causes qui l'ont produite; elle peut donner aux vaisseaux *lymphatiques de ce viscère* une impulsion qui les fait dégénérer en *tubercules*, ou qui fournit des dépòts de matière *puriforme*. Je vais citer à la fin de ce mémoire quelques observations qui viennent à l'appui de ceci.

Les *symptômes* du second temps, ou de la seconde période, sont plus nombreux et se manifestent d'une manière plus rapide, et à mesure qu'ils s'aggravent, le pouls devient plus petit, dùr et fréquent. Quelque soit l'état de maigreur dans lequel tombent les animaux, ils conservent toujours l'appétit; la *rumination* a également lieu jusqu'au moment de leur mort; la peau devient sèche, adhérente aux os; le poil *piqué*, terne; les yeux caves et tristes; la respiration laborieuse. Au moindre exercice, les mouvemens du *thorax* et des flancs sont très-irréguliers; la respiration devenant accélérée, on éprouve, en appliquant la main à la partie inférieure de l'encolure, une sensation comme un bruit sourd, qui décèle très-bien qu'une assez grande quantité de mucosité, épaissie dans la trachée, gêne plus ou moins le passage de l'air. Ce même bruit ou *râle muqueux* se fait sentir d'une manière bien plus distincte au moyen de l'*auscultation* immédiate; la toux devient plus fréquente, plus pénible, et insensiblement très-grasse; la bête allonge la tête pour faciliter le passage de l'air dans l'inspiration et l'expiration, écarte les extrémités antérieures afin de diminuer la compression du *thorax*.

Les propriétaires qui ont des bêtes dans cet état, les soumettent à un régime adoucissant et ne les exposent en vente que lorsqu'il y a un calme apparent dans les symptômes, et ce calme ne vient qu'après la formation de nouveaux *abcès*, ou ce qui est encore plus ordinaire, après l'*obstruction* parfaite. Alors les accidens diminuent; la toux subsiste toujours; le *diagnostic* redevient difficile, l'acheteur peut facilement se méprendre. En sorte que la maladie, dans ces deux temps, peut être momentanément cachée et ne se faire réellement bien connaître que quand elle est avancée et quand tous les moyens palliatifs deviennent inutiles. Le moindre changement, soit dans la nourriture, soit dans le travail ou dans l'état atmosphérique, en accélèrent la marche, et les attaques qui se répètent à des distances plus ou moins éloignées, ne se terminent jamais qu'en laissant des traces plus ou moins sensibles de *désorganisation* dans la partie malade. Les *symptômes* s'aggravent; le jetage par les naseaux se fait apercevoir; la matière est d'abord blanchâtre et peu abondante; insensiblement elle devient sanguinolente et fétide. Quelques bêtes jettent de la bave par la bouche; l'air expiré exhale une mauvaise odeur. Les *symptômes* d'une fièvre *hectique* sont bientôt sensibles; la marche devient pénible; les *membranes apparentes*, blafardes; le *marasme* est fort lent à se prononcer et quelquefois il ne se montre qu'au moment de la cessation de la *rumination*, peu de temps avant les convulsions qui précèdent et annoncent la mort.

**Autopsie.**

Dans les différentes ouvertures de cadavres que j'ai faites, j'ai toujours remarqué des états différens dans la poitrine, selon que les bêtes fussent mortes encore vigoureuses, pendant le premier temps de la maladie, ou conduites aux boucheries, ou enfin mortes dans le second temps après que la maladie a parcouru toutes ses périodes. J'ai trouvé, dans les premiers, le *poumon* plus volumineux que dans l'état normal; engorgement des *plèvres* et adhérence entre-elles; l'un des *lobes* est le plus ordinairement seul affecté; sa partie antérieure très-épaisse, compacte et lourde, recouverte de *tubercules*, d'*ulcères*. Quelquefois ce *viscère* ne forme qu'une masse charnue, dont l'intérieur montre des *indurations gangréneuses*, des *ulcères*, des *abcès* pleins d'une matière purulente d'une odeur fétide. Les *graisses*, les *glandes bronchiques*, le *médiastin*, jaunâtres et couverts de *tubercules* de différentes grosseurs.

Tels sont les désordres que j'ai remarqués

dans l'ouverture des animaux morts pendant le premier temps de la *pneumonie chronique* ou *phthisie pulmonaire*.

Dans le second temps, quand les bêtes meurent par suite de la maladie, les altérations *pathologiques* principales sont plus considérables. On remarque une grande quantité de *lymphe coagulée*; de très-fortes adhérences entre la *plèvre costale* et la *plèvre pulmonaire*. Les *membranes séreuses* semblent avoir acquis une épaisseur considérable; la *poitrine* contient un liquide épanché sanguinolent, qui est quelquefois si abondant que l'*hydrothorax* se trouve presque au complet; l'un des lobes du poumon (plus rarement les deux) est flétri, très-petit et en quelque sorte décomposé en partie ou rempli d'*obstructions* très-dures, d'*ulcères* vides ou pleins d'une matière purulente, de même nature que celle qui coule par les naseaux pendant la vie, ou immédiatement avant, ou au moment de la mort; souvent on trouve des dépôts purulens aux *bronches* et au *larynx*. Quelquefois, mais assez rarement, le *foie* se trouve parsemé de petites *obstructions*; les *membranes du tube intestinal* se trouvent dans quelques sujets un peu enflammées, et l'intérieur de leurs parois tient d'une couleur jaunâtre, produite par la *bile* épaissie. Ces lésions ne se remarquent que dans les bêtes qui ont une longue diarrhée. Les autres *viscères* du bas-ventre, ainsi que ceux contenus dans les autres cavités *splan-*

*guiques* sont toujours dans un état naturel. Il n'est pas rare de voir un engorgement dans différentes parties du système *lymphatique*, aux *ganglions bronchiques*, à ceux du *mésentère*, mais surtout à ceux de la ganache; on voit souvent ces derniers *ganglions* abcédés.

**Traitement curatif.**

Le traitement *curatif* de cette maladie est en général infructueux, surtout quand l'affection est entrée et passée à l'état *chronique*; c'est pourquoi il faut, dès le principe, quand les *symptômes* commencent à se montrer, faire usage d'une méthode appropriée; mais en première ligne soustraire toute espèce de nourriture propre à occasionner ou à entretenir cette disposition, éloigner toutes les causes susceptibles de propager la maladie. Les saignées, plusieurs fois répétées suivant l'intensité des premiers *symptômes*; les *fumigations émollientes acidulées*, les lavemens *émolliens* ne sont pas moins indiqués, ainsi que l'usage continuel de l'eau d'orge et de graine de lin et quelques calmans en rapport à l'état de la toux. On ne doit pas oublier qu'après que les premiers *symptômes* inflammatoires ont cédé à ce traitement, il convient de passer de chaque côté du *fanon* un *séton* animé aussi long que possible ou de faire l'application sous le *thorax* et un peu en arrière des deux extrémités antérieures, d'un large emplâtre *vésicatoire*. Ces moyens empêchent assez promptement les effets momentanés de la maladie, en arrêtent les progrès; j'ai même obtenu dans le cours de ma pratique trois cures complètes. Sur deux bœufs et une vache âgés de cinq à six ans, dont la maladie existait depuis long-temps, et cette affection n'a cédé qu'à une grande persévérance de traitement, expérience qu'on ne peut pas toujours faire parce que les propriétaires aiment mieux vendre les animaux pour la boucherie que de les soumettre à un long traitement. D'après ces faits je suis forcé de croire que si l'on persistait assez long-temps dans l'usage des longs *sétons* ou des larges *vésicatoires ;* secondés par des moyens adoucissans, on obtiendrait plus de guérisons qu'on ne fait. Ce qu'il importe d'observer et ce qui a été probablement la cause secondaire de la guérison des trois bêtes, c'est une grande *éruption cutanée* qui survint sur tout leur corps. Immédiatement après, les *symptômes* de la maladie primitive diminuèrent d'une manière sensible; tout le corps était garni de boutons, mais plus particulièrement vers la partie antérieure. Insensiblement ils formèrent une croute desséchée; tout le poil tomba; la tête devint d'un aspect hideux, et les extrémités d'une grosseur énorme; enfin, c'étaient tous les caractères d'un véritable *éléphantiasis.* Cette nouvelle affection paraissait tenir simplement à la peau, car les animaux conservaient la gaité et l'appétit. Je persistai dans l'emploi du même traitement indiqué ci-dessus. Peu à peu toutes les croutes tombèrent insensiblement; le poil repoussa par tout, et tous les *symptômes* de la *phthisie pulmonaire* disparurent. Les trois bètes ont continué pendant long-temps à faire un très-bon service sans même conserver la moindre apparence de la toux.

Une foule de remèdes ont été employés et sous toutes les formes indistinctement. On fait encore usage dans nos campagnes ( où les *empiriques* jouent toujours un grand rôle ) des saignées, des rafraîchissans, des breuvages les plus cordiaux, des fumigations douces ou irritantes, des *émolliens*, des *exutoires*. Il est d'autres moyens dont l'*empirisme* fait aussi un grand usage et qui dans ce cas produisent généralement des effets mortels, comme les breuvages les plus cordiaux, souvent répétés avec du vin chaud, de la *canelle*, de la *muscade* et des *plantes aromatiques;* dans l'intervalle de ces breuvages quelques doses d'une *décoction de poivre*, *d'ail* et *de sel marin*, joint à cela des *fumigations* irritantes, de fortes frictions sèches sur tout le corps et une charge de lie de vin sur toute l'étendue du dos et des reins. Ces guérisseurs prétendent que la maladie n'est survenue qu'à la suite d'un refroidissement et que leur traitement est le seul capable de réchauffer l'estomac et de rétablir l'équilibre dans toutes les fonctions.

Tous ces remèdes incendiaires sont administrés, comme on le voit, sans méthode, sans avoir égard aux vraies causes de la maladie; on ne cherche ni à les détruire ni même à les diminuer. Comment peut-on espérer quelque bien d'un traitement si anti-rationnel. A moins de faire abnégation des principes établis, on ne peut croire aux succès d'une pareille méthode, d'une méthode si contradictoire.

Ne voit-on pas tous les jours que le plus grand nombre de ces animaux meurent faute de soins convenables, par la négligence ou la mauvaise volonté qui empêche de faire usage, dans le principe, d'un traitement approprié. Quelquefois on rejette les conseils des gens de l'art pour adopter ceux dont l'*empirisme* et le *charlatanisme* ne cessent de prôner l'efficacité. J'ai été très-souvent à même de faire connaître les bons effets d'un traitement méthodique employé dans le principe de la maladie, et surtout les moyens préservatifs; ma méthode n'a pas toujours été suivie; je n'en ai pas moins persisté à faire sentir la grande nécessité d'une amélioration et à faire connaître les principales causes, tant locales que générales, qui contribuent d'une manière évidente au développement de cette maladie. Beaucoup de nourrisseurs, surtout les moins éclairés, sont loin d'être partisans des innovations; les expériences les mieux suivies, les résultats les plus satisfaisans leur feraient difficilement abandonner leur vieille routine; ils se garderaient bien d'adopter la moindre amélioration; ils craindraient que ce ne fût un obstacle fort nuisible à leurs intérêts; il y en a même qui n'appellent les gens de l'art que quand ils ont fait usage et à plusieurs reprises de tout le traitement *empirique*, quand tout moyen devient inutile, quand la bête se meurt.

Cette maladie enlève un grand nombre d'animaux; cependant il serait très-facile d'en arrêter les progrès, si quelques propriétaires nourrisseurs étaient moins entichés de leurs vieilles routines, s'ils voulaient sortir de l'ornière tracée par leurs aïeux, et cet objet intéresse tellement l'agriculture qu'il devrait réveiller l'attention des personnes dont l'influence, due à leur position ou à leur place, leur permettrait de s'en occuper avec quelque espérance de succès. J'ai bien déjà obtenu dans le pays (non sans peine), une amélioration dans la construction et la tenue des étables; les propriétaires les plus riches et les plus influens ont senti la grande nécessité de l'adopter, et une partie en ont donné l'exemple. Quant aux autres moyens *préservatifs*, il est facile de s'apercevoir qu'on commence également à en reconnaître l'efficacité; ce qui le prouve, c'est que, depuis quelque temps, le nombre des malades a diminué d'une manière sensible. Ainsi c'est par la voie de la persuasion, en instruisant les propriétaires et surtout en leur faisant connaître leurs propres intérêts, qu'on pourra parvenir au but désiré.

Les *préservatifs*, dont on a déjà fait usage contre cette affection, mais qui sont trop généraux puisqu'on les emploie contre d'autres maladies et d'ailleurs très-secondaires, sont un fréquent usage de muriate de soude, et d'arroser les alimens, avant de les faire prendre, avec du vinaigre de vin. Ces moyens seuls ne suffisent pas; on préviendra bien plus facilement les effets destructeurs de la maladie en prenant des précautions long-temps à l'avance, en s'opposant pour ainsi dire à la naissance de ses causes; c'est en détruisant les plus apparentes qu'on en arrêtera les effets. Par exemple, en évitant d'entasser les animaux les uns sur les autres dans des endroits humides et obscurs, en faisant changer le mode de construction des étables, en y établissant des courans d'air, et surtout en accoutumant les propriétaires à tenir les bêtes et les étables qui les renferment dans la plus grande propreté; à placer ces logemens sur un sol sec et élevé.

Les vaches laitières ont nécessairement besoin d'être nourries dans des pacages abondans sans être humides. Quand les bêtes sont nourries au sec, il faut avoir soin de les faire boire deux ou trois fois par jour avec de l'eau de bonne qualité, de les étriller, de les brosser comme les chevaux, de vendre pour la boucherie toutes celles qui sont affectées de cette maladie et de ne conserver pour le nourrissage que des vaches saines et bien constituées. En suivant ces préceptes *hygiéniques* on parviendra, sinon à détruire toutes les causes, du moins à diminuer considérablement les effets.

La *pneumonie chronique* ou *phthisie pulmonaire tuberculeuse* porte le plus grand préjudice au pays, non seulement parce qu'elle fait périr beaucoup d'animaux, mais encore parce qu'elle entrave d'une manière très-remarquable le cours régulier de nos grands marchés au bétail, qui sont une des ressources les plus précieuses du pays, attendu que tous nos nourrisseurs font un commerce en grand de ces animaux.

Il est rare qu'à la suite de nos marchés où l'on expose en vente un très-grand nombre d'animaux, tant bœufs, vaches, que veaux et génisses, il ne survienne quelques contestations relatives à cette maladie. L'ancienne législation favorisait la fraude et la mauvaise foi; elle était souvent la cause de nombreuses contestations; il était temps que le Gouvernement daignât porter son attention sur un objet qui intéressait si vivement le bien public. La nécessité d'une réforme était généralement sentie; aussi la loi du 20 mai 1838 a-t-elle fait cesser un abus généralement répandu dans toute la France, un abus qu'on ne pouvait concilier avec le progrès des lumières et les faits que l'on présente chaque jour dépouillés de l'obscurité, de l'ignorance de la science vétérinaire des siècles passés.

**Première Observation.** — Un bœuf d'une forte constitution, dans un état d'embonpoint et d'un tempérament sanguin, âgé de cinq ans, appartenant au sieur B. P....., propriétaire-cultivateur, demeurant dans la commune de Préchacq-Navarrenx, arrondissement d'Orthez.

Renseignemens. — Le bœuf fut conduit chez moi le 14 juin 1832, pour être examiné et afin que je pusse constater au besoin l'état de sa maladie; le propriétaire déclara le soupçonner d'être affecté de la *phthisie pulmonaire tuberculeuse* et l'avoir acheté au sieur B..... de la commune de Monein, le 8 du même mois, pour la somme de cent quatre-vingts francs. Au retour du marché où le bœuf fut acheté, l'acquéreur s'aperçut que cet animal toussait de temps en temps; les trois jours suivans, il le soumit à un travail modéré; rien ne paraissait annoncer en lui l'existence d'une maladie, si ce n'est la toux qui était la même que le premier jour de l'acquisition.

État de l'animal. — Après l'avoir examiné avec toute l'attention possible, tant dans le repos, immédiatement après un exercice un peu forcé, que pendant l'action de manger, et l'avoir observé pendant trois heures dans mon écurie, je ne remarquai en lui qu'une *toux* peu fréquente, mais forte, avec contraction violente des *muscles abdominaux*; une portion de la langue sortait de la bouche; du reste il avait tous les signes d'une bonne santé. Dans l'absence des autres *symptômes* et la *toux* ne paraissant pas assez caractérisée, je crus pouvoir engager le propriétaire à ne pas intenter contre son vendeur l'action en *rédhibition*. Je lui conseillai au contraire de faire usage de quelques opiats adoucissans, des *sétons* ou *vésicatoires* et d'un régime convenable. Il partit en me promettant de suivre mes conseils; mais toujours dans la persuasion que son bœuf était affecté de cette maladie.

Le 25 du même mois, le propriétaire vint me trouver de nouveau pour m'engager à me rendre de suite chez lui; il me déclara que le bœuf était dans un état alarmant; que tous les *symptômes des auzets* étaient au plus haut degré; qu'on ne pouvait plus se tromper sur le véritable caractère de la maladie, et qu'un plus long retard à en constater l'existence pouvait lui être très-préjudiciable relativement à la garantie qu'il avait contre le vendeur. Connaissant assez la marche que suit ordinairement la *pneumonie chronique*, je ne pouvais que très-difficilement partager l'opinion du propriétaire; j'aurais seulement pu redouter, d'après son rapport, une *phlegmasie aiguë du poumon*. Pour m'assurer du fait et pour condescendre au désir de l'acheteur, je me rendis le même jour chez lui; je ne tardai pas à me convaincre qu'il cherchait à me cacher la véritable cause de la maladie. Je trouvai en effet le bœuf dans un état alarmant, mais aucun *symptôme* n'annonçait la moindre affection de *poitrine*. Malgré les fausses déclarations du propriétaire, tous les symptômes démontraient jusqu'à l'évidence une véritable *ischurie* complète, occasionnée par la présence d'un *calcul* engagé dans la partie inférieure du canal de l'*urètre*. Cette maladie devait nécessairement exister depuis cinq ou six jours, puisque après avoir fouillé avec la main passée par le *rectum*, je trouvai la vessie entièrement vide et une *fluctuation* considérable dans l'*abdomen*, ce qui me donna à croire qu'il y avait rupture de la *vessie*. Les efforts de la bête avaient cessé immédiatement après cet accident et les *symptômes* suivans avaient succédé : un abattement général, *prostration* des forces; l'œil cave et triste, les *membranes* apparentes blafardes, *muffle* très-sec, poil piqué, *inappétence* complète ; le bœuf se couchait et se relevait à chaque instant; enfin on remarquait sur lui tous les signes apparens d'une mort prochaine. Voyant son état désespéré, je ne cherchai point à extraire le calcul, ç'eut été peine inutile. Quand le propriétaire vit que j'avais reconnu la véritable maladie; alors seulement il m'avoua qu'il avait eu l'intention de me faire confondre cette affection avec la *pneumonie chronique*, afin d'obtenir de moi une déclaration constatant l'existenee de cette dernière maladie; mais, malgré cela, il ne persista pas moins à croire que l'animal était affecté de la poitrine. Je lui fis observer qu'il pouvait également, pour ce vice, intenter contre son vendeur l'action en *rédhibition ;* mais qu'on avait droit de reprise sur lui en raison de la négligence ou de la mauvaise volonté qu'il avait mise à faire porter de prompts secours à l'animal, secours qui auraient pu le sauver.

Le bœuf mourut cinq jours après, ainsi que je l'avais annoncé. Je fus de nouveau mandé par le propriétaire pour en faire l'ouverture ; il prévint aussi le vendeur, en présence de deux témoins, afin de l'engager à assister à cette opération ; celui-ci refusa de s'y rendre et de traiter de tout espèce d'arrangement.

Autopsie. — Six heures après la mort, je procédai à cette opération, en présence de MM. Larroudé et Baylau, membres du conseil municipal de ladite commune de Préchacq, et de T....., maréchal ferrant au même lieu.

L'*abdomen* contenait un épanchement considérable d'environ soixante litres d'urine (1) d'une couleur roussâtre, fétide, épaisse et chargée de petits graviers : son séjour dans cette cavité avait produit des ravages assez marquans, notamment une *péritonite* générale très-intense; l'*épiploon* était détaché en morceaux et flottait

(1) Dans les différentes ouvertures que j'ai faites des bœufs morts de la même maladie, je n'ai jamais trouvé une moindre quantité de ce liquide épanché dans l'*abdomen*.

dans l'urine; rupture à la base de la *vessie ;* inflammation gangréneuse de cet organe; la *membrane interne* d'une couleur noirâtre s'en détachait par lambeaux. A la partie inférieure et près du bout de la *verge*, j'enlevai un *calcul* enchassé dans les parois du canal de l'*urètre*, d'une consistance compacte de la grosseur d'un pois, avec des *granulations* extérieures et diverses *aréoles* intérieures d'une couleur métallique bronzée tirant sur le jaune et très-brillante. Ce corps étranger avait fortement irrité tout le *canal*, mais plus particulièrement dans l'endroit où il était engagé.

Tous les autres organes contenus dans l'*abdomen* étaient sans consistance et se déchiraient au moindre effort.

L'ouverture de la *cavité thorachique* a montré les phénomènes suivans : le *lobe gauche* du poumon beaucoup plus volumineux que le droit, très-épais dans sa partie antérieure, dûr et très-lourd, formant une masse charnue dans l'intérieur, dans laquelle le *sculpel* fit bientôt reconnaître une forte induration, trois *tubercules* de la grosseur d'un œuf de dinde, un grand nombre d'*ulcères* et des *abcès* pleins d'une matière purulente d'une odeur insupportables; les *graisses*, les *glandes brouchiques* d'une couleur jaunâtre. Je remarquai au *miastin* deux *obstructions* à peu près du volume d'un œuf de poule.

Ces lésions du poumon constituent la *pneu-*

*monie chronique* ou *phthsie pulmonaire tuberculeuse* au premier degré.

Je vais citer d'autres faits qui viennent à l'appui de celui-ci pour prouver que, dans le premier temps de cette maladie, elle ne s'annonce ordinairement que par le seul *symptôme de la toux*. On conçoit facilement qu'il faut une grande habitude de ce *symptôme*, qu'il faut avoir vu souvent de ces animaux pour porter un *diagnostic* juste; on le voit par la persévérance du propriétaire P....., qui a continuellement soutenu que son bœuf était affecté des *auzets*. Sur quoi fondait-il son opinion? si ce n'est sur la grande habitude de voir cette maladie, d'en suivre la marche et les progrès.

D'après la demande de l'acquéreur, je dressai un procès-verbal de cette complication de maladies, et je mis les deux vices au rang des cas *rédhibitoires*, comme existant avant la vente. L'acquéreur gagna le procès.

**II.e Observation.** — Un jeune bœuf de trois à quatre ans bien constitué et dans un état d'embonpoint, appartenant au sieur S..... d'Orin, me fut présenté le 22 octobre 1831, pour être examiné à cause de la toux.

Renseignemens. — Le propriétaire me déclara qu'il l'avait acheté à l'âge de quinze mois; qu'il l'avait envoyé pendant la belle saison, deux années de suite, au pacage des hautes montagnes, exposé nuit et jour à toutes les intempéries, et qu'à son retour, au mois d'août de la seconde année, il s'était aperçu de la toux. Malgré le régime adoucissant auquel il l'avait soumis pendant un mois, ce *symptôme* maladif n'en existait pas moins avec la même *intensité*.

Je ne tardai pas à m'assurer que le caractère de la *toux* était en tout celui du premier *symptôme de la pneumonie chronique tuberculeuse*. Le propriétaire préféra engraisser la bête et la vendre pour la boucherie plutôt que de la soumettre à un long traitement, dont les résultats sont souvent incertains. Quinze jours, après ce même bœuf me fut ramené avec tous les *symptômes caractéristiques d'une ischurie* complète. J'appris du propriétaire que l'animal n'avait pas uriné depuis trois jours et qu'il était continuellement dans une grande agitation; son œil paraissait hagard; il secouait souvent la tête, se couchait, se relevait à chaque instant, paraissait éprouver des *coliques*, tournait souvent la tête vers les *flancs*, la queue levée; on distinguait facilement un gonflement et resserrement précipité à la portion du canal de l'*urètre* qui contourne l'*ischion*, mouvement pareil à celui que l'on remarque dans un bœuf qui urine; ce *symptôme* est *pathognomonique*; je l'ai toujours observé en pareil cas. Malgré toutes les recherches et tous les soins, il me fut de toute impossibilité de m'assurer de la présence du *calcul urétral;* ce qui est souvent très-difficile à reconnaître à cause du retrécissement du *canal* de l'*urètre.* Voyant l'animal dans le plus grand danger, je commençai d'abord à m'assurer, par l'introduction de la main dans le *rectum*, de l'état de la *vessie;* elle avait acquis un volume monssrueux, à tel point qu'aprés avoir assujetti la bète, et au moment où je commençai à pratiquer la lithotomie ou cystotomie, elle fit de si grands efforts qu'il y eut rupture de la vessie; l'opération n'en fut pas moins faite, mais comme on le voit, sans succès. Je m'assurai de cet accident en passant de nouveau la main dans l'*intestin rectum*, la vessie était entièrement vide. Le propriétaire profita du calme apparent de la bête et la vendit pour la boucherie à un prix très-modique.

Autopsie. — En outre de la rupture de la *vessie*, de l'épanchement considérable d'urine dans l'*abdomen* et d'un *calcul* enchassé dans la partie moyenne du *canal de l'urètre*, à peu près pareil à celui dont j'ai déjà parlé dans l'autre observation, l'ouverture de la cavité *thorachique* a montré, dans une grande portion du lobe gauche du poumon, des *concrétions tuberculeuses* et tous les autres *phénomènes caractéristiques de la pneumonie chronique* ou *phthisie pulmonaire tuberculeuse*.

**III.e Observation.** — Un bœuf fortement

constitué et d'un tempérament sanguin, âgé de huit ans, appartenant au sieur P., de Sainte-Marie, m'était connu depuis environ trois ans, pour l'avoir souvent vu ferrer à mon atelier. Cet animal faisait depuis cette époque un service très actif sur la route d'Espagne, d'Oloron à Urdos, pour l'exportation de nos marchandises, et pour l'entrée des laines Espagnoles; il était exposé à toutes les intempéries des saisons, si variables dans nos montagnes, où la pluie succède souvent à une chaleur excessive, et surprend les animaux au moment d'une forte transpiration. De pareilles causes sont plus que suffisantes pour déterminer des affections de poitrine; aussi ce bœuf ne tarda pas à tousser, et insensiblement ce symptôme prit tous les caractères qui annoncent la *pneumonie chronique tuberculeuse*. L'animal n'en continua pas moins, pendant plus de deux ans, à faire le même service, sans autre signe de maladie que la toux; tout à coup, il éprouva quelques *symptômes* d'une *schurie* incomplète; le propriétaire me déclara, qu'étant en route, il avait remarqué que le bœuf urinait souvent, et en petite quantité, sans témoigner une grande souffrance; il n'en tint aucun compte, et se refusa même à lui faire le moindre traitement. L'animal continua encore pendant un mois à faire son service, et de temps en temps il éprouvait la même difficulté pour uriner.

Le 15 juin 1833, je fus mandé par le propriétaire pour me rendre en la commune d'Asasp, sur la route d'Espagne, pour donner mes soins au même bœuf, qui n'avait pu continuer sa route. Son *ischurie* se trouvait alors complète. A mon arrivée, j'appris du propriétaire que l'animal n'avait pas uriné depuis quatre jours, et qu'il n'avait fait que se tourmenter pendant tout ce temps; je m'assurai, en passant la main par le rectum, que la vessie était entièrement vide, et je sentis facilement une grande *fluctuation d'urine dans l'abdomen.* Du reste, on remarquait tous les *symptômes précurseurs* d'une mort prochaine.

L'animal fût sacrifié pour la nourriture des manœuvres espagnols. A l'ouverture, j'observai à peu près les mêmes désordres que dans les deux bêtes qui avaient fait l'objet des deux premières observations; c'est-à-dire, rupture à la *base de la vessie; inflammation gangréneuse* de cet organe; un épanchement d'urine dans la cavité *abdominale*, d'environ quarante litres, le tout occasionné par la présence d'un *calcul*, engagé et enchassé environ au tiers inférieur du *canal de l'urètre*, qui obstruait entièrement le passage de l'urine; un nombre prodigieux de petits calculs de la même nature et de la même couleur que le gros calcul du *canal de l'urètre*, qui étaient sortis avec l'urine de la vessie, et se trouvaient répandus dans l'abdomen; les plus gros de la grosseur de la tête d'une épingle.

Je remarquai aussi dans la *cavité thorachique* une très grande étendue *du lobe droit du poumon*, remplie de *concrétions tuberculeuses*, et toutes les *lésions* qui caractérisent la véritable *pueumonie chronique tuberculeuse.*

On attribue à la mauvaise qualité des fourrages, aux pacages humides, marécageux, et à l'insalubrité des étables, le développement des *concrétions tuberculeuses du poumon ;* pourquoi ne pourrait-on pas également attribuer à la même cause la formation *des calculs urinaires ?* Les principes *chimiques* leur donnent pour base le *phosphate de chaux.*

Sans que ces deux maladies paraissent avoir une grande analogie, elles peuvent bien être produites par les mêmes causes, et surtout par la prédisposition particulière du sujet.

Je ne crois pas qu'on puisse attribuer au seul hasard la complication de ces deux graves affections, sur les trois sujets que j'ai vus. On ne peut non plus fixer son opinion, sauf d'autres preuves. Si l'*ischurie*, produite par *des calculs*, est commune dans ce pays, elle l'est beaucoup moins que la *pueumonie chronique tuberculeuse ;* on voit souvent celle-ci exister sans le moindre symptôme d'*ischurie.* Il n'est pas non plus nécessaire que cette complication existe toujours pour pouvoir l'attribuer à des causes communes.

Dans les différentes ouvertures que j'ai faites

des bêtes mortes de *pneumonie* ou d'*ischurie*, je regrette de ne pas avoir porté une égale attention, tant aux *organes urinaires* qu'à ceux de la respiration; peut-être mon opinion serait-elle mieux fondée aujourd'hui.

**IV.e Observation** *sur la pneumonie chronique seule.* — Le 10 décembre 1832, M. L., propriétaire-rentier, demeurant à Oloron, me fit voir un jeune bœuf de quatre ans, d'une forte constitution. Malgré les travaux des semailles, il n'en était pas moins dans un état d'embonpoint, et tout en lui annonçait une bonne santé, à l'exception d'une *toux* peu fréquente, mais pénible, avec contraction violente des *muscles abdominaux*. Le propriétaire me déclara qu'il y avait environ trois mois, que son métayer en avait fait l'acquisition, et que la bête provenait du hameau de la commune de Lasseube, pays dont les pacages sont marécageux, et qui a la réputation de fournir beaucoup de bétail affecté de la *pneumonie chronique tuberculeuse.* Le métayer s'aperçut de la *toux* presque immédiatement après l'acquisition, mais il n'en avait fait aucun cas, voyant du reste l'animal dans un très bon état, et espérant qu'elle disparaîtrait dans peu, sans qu'il fût obligé d'en prévenir son maître; celui-ci ne s'en aperçut qu'un peu tard; il me fit conduire l'animal pour être soumis à mes soins. Après m'être assuré du caractère de la *toux*, je fis usage à deux différentes reprises d'un *traitement rationnel*, sans obtenir le moindre résultat satisfaisant; le propriétaire ennuyé d'un si long traitement, préféra, pendant qu'il en était temps encore, se défaire de la bête; en conséquence il l'envoya à différens marchés, sans pouvoir s'en débarrasser, la toux éloignait tous les acquéreurs. Alors il se décida à la vendre pour la boucherie, mais à bas prix, quoiqu'elle conservât toujours de l'embonpoint et tous les signes apparens d'une bonne santé.

Autopsie. — Le *poumon*, plus volumineux que dans l'état naturel; toute l'extrémité antérieure du *lobe gauche* avait un degré de consistance beaucoup plus sensible que dans l'état ordinaire. Cette portion paraissait charnue, son organisation n'était plus la même. Je remarquai à ce même lobe des *concrétions* ou *tubercules* en assez grand nombre, et de grosseur variée, depuis la tête d'une épingle jusqu'à celle d'un œuf de poule; quelques-uns de ces *tubercules* résistaient à l'instrument tranchant, leur intérieur était concret; leur tissu primitif avait changé en une substance plâtreuse, d'autres étaient ramollis et contenaient des foyers d'une *matière purulente*, d'une odeur *fétide*. Je remarquai également quelques petits *tubercules*, de la grosseur d'une noisette, et très durs dans les *duplicatures des plèvres*; le *médiastin* était d'une couleur jaunâtre.

**V.^e Observation.** — Une génisse assez bien constituée, âgée de dix mois, appartenant au sieur M., propriétaire cultivateur, demeurant en la commune de Saint-Pé, arrondissement d'Oloron, fût conduite chez moi le 20 mai 1830, pour être soignée à cause de la *toux.*

Renseignemens. — Le propriétaire déclara que la bête était née chez lui et qu'elle provenait d'une vache qui toussait depuis trois ou quatre ans, du reste bien portante, et nourrissant assez régulièrement tous les ans. Il y avait environ trois mois que la jeune bête avait commencé à tousser sans cause connue, d'abord très légèrement et de loin en loin. Insensiblement, malgré tous les soins qu'on lui avait donné, la toux était devenue plus fréquente, plus rauque, et plus pénible, sans aucune espèce d'*expectoration;* du reste, la *génisse* prenait de l'embonpoint, et le nourrisseur tenait d'une manière particulière à la conserver, parce qu'elle provenait, disait-il, d'une très bonne espèce, que c'était le seul fruit femelle qu'il conservait. La mère avait donné jusqu'alors cinq veaux, qui avaient été tous vendus pour la boucherie, à l'âge de cinq à six mois.

Je fus chargé par le propriétaire de donner tous les soins possibles à la génisse, afin de faire disparaître la toux.

Tout en entreprenant le traitement, je prévins le nourrisseur du peu d'espoir que j'avais dans la réussite des moyens que j'allais employer. Rien ne fut négligé, et après deux mois et demi de traitement la toux ne perdit pas le moindre degré de son intensité. Alors le propriétaire se décida à engraisser la bête et à la vendre pour la boucherie, ce qu'il fit immédiatement; après deux mois de bonne nourriture la bête fut livrée à la consommation. Je m'empressai d'assister à l'ouverture, qui me fit voir à peu près les mêmes désordres que dans la bête précédente; enfin, toutes les *lésions* qui constituent la *pneumonie chronique* ou *phthisie pulmonaire* au premier degré.

**VI.e Observation.** — La mère de la génisse dont je viens de parler fait l'objet de cette observation. Depuis quelque temps j'avais engagé le propriétaire à ne plus garder cette vache dans son étable et à s'en défaire à tout prix ; il n'avait jamais voulu y consentir, mais une mort très-prompte l'en débarrassa peu de temps après.

Le 12 avril 1831, je fus requis par le sieur M..... de me rendre chez lui en toute hâte pour porter de prompts secours à la bête dont il est question, qui avait une forte *timpanite* occasionnée par une *indigestion gazeuse aiguë*. Malgré toute ma diligence la bête mourut avant mon arrivée.

J'appris du propriétaire qu'un petit garçon gardait les vaches au pacage, et avait laissé aller celle-là par mégarde à un petit champ de trèfle, qu'elle en avait mangé beaucoup et avec la plus grande avidité; la météorisation avait été d'autant plus prompte, qu'il y avait une abondante rosée; le volume du flanc gauche avait augmenté d'une manière considérable, au point qu'il s'élevait bien au-dessus de l'épine du dos, et, au moyen de la percussion, il rendait le son d'un tambour. Aussitôt que la bête fût rentrée à l'étable, elle éprouva un tremblement général; le froid s'empara de son corps, et elle se laissa tomber. On ne sût pas pratiquer la ponction. Elle périt une heure après dans de fortes convulsions, en rendant par les naseaux et la bouche une quantité considérable de matières vertes.

Autopsie. — Injection et engorgement des vaisseaux du *cerveau*; inflammation de cet organe et des *meninges;* un léger épanchement sanguin dans les grands *ventricules;* les *ventricules olfactif* remplis d'un sang clair; la membrane *pituitaire boursoufflée et injectée* dans toute son étendue.

Je trouvai, à l'ouverture du bas-ventre, le *rumen* et le *bonnet* extrêmement dilatés; les autres *estomacs*, ainsi que les *intestins*, étaient comme soufflés et ces derniers contenaient des fluides sanguinolens. Quant au *thorax*, je remarquai en outre des phénomènes qu'on observe lors d'une pareille *indigestion*, toutes les lésions bien caractéristiques de la *pneumonie chronique* ou *phthisie pulmonaire tuberculeuse*, c'est à-dire une grande partie du lobe *gauche* du *poumon* très-lourd, dur et comme charnu, avec des *concrétions tuberculeuses*, dont quelques-unes plus grosses que des œufs de dinde; des abcès vides, d'autres pleins d'une matière *purulente;* adhérence sur quelques points de cette portion du *poumon* avec la *plèvre costale*, etc., etc.

Il est facile à croire que cette vache en donnant le jour à la génisse, lui avait donné les principes de cette affection *pulmonaire*, et je ne suis pas éloigné de croire qu'elle ne les eût également transmis par la même voie *d'hérédité* aux autres fruits, mais ceux-ci ayant été sacrifiés très-jeunes pour la boucherie, on n'avait pas eu le temps d'observer les premiers *symptômes*. Je pourrais citer d'autres faits qui prouveraient également que la toux est pendant long-temps le seul *symptôme* de la *pneumonie chronique* ou *phthisie pulmonaire tuberculeuse.*

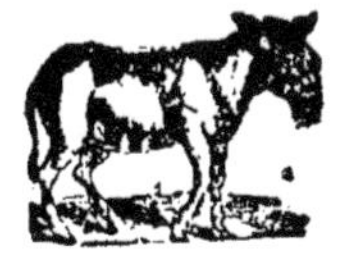

# MÉMOIRE

## SUR LA GOURME.

De toutes les *phlegmasies* dont nos *monodactyles* sont affectés, il n'en est aucune aussi commune et sur laquelle on ait autant parlé que sur celle qui est désignée par le nom de *gourme.* Cette maladie affecte tous les *monodactyles*, mais plus particulièrement les chevaux : on prétend qu'il n'existe en elle aucun caractère distinctif spécial qui puisse l'isoler et en faire une maladie toute particulière. Veut-on en chercher la nature dans l'acception du mot, il est facile de concevoir l'incertitude dans laquelle il nous laisse relativement à sa véritable signification; cette dénomination ne peut être employée que d'une manière générale. Il faut autant que possible simplifier le vocabulaire de la *pathologie vétérinaire*, et donner à chaque terme une signification tout-à-fait en rapport avec la matière à laquelle elle se rattache; au cas contraire nous restons dans le vague, le désordre et la confusion. La marche des progrès se trouve ralentie et tous nos efforts sont vains tant qu'on ne s'entendra pas sur la valeur des mots pour désigner les maladies. Elles ont reçu différens noms qu'il importe pourtant de connaître, soit pour se mettre à la portée des personnes qui vous consultent sans vous montrer les animaux, soit pour comprendre les auteurs qui ont parlé de ces maladies et ne pas confondre, sous des noms analogues, des affections tout-à-fait différentes. Il serait facile de citer un grand nombre de maladies qui ont reçu une multitude de noms, les uns tirés de leurs *symptômes* et les autres tirés du patois de certaines contrées; rien n'est si commun que de voir la même maladie connue sous des noms différens, comme il n'est pas moins ordinaire de voir donner le même nom à des maladies tout-à-fait différentes. On conçoit facilement combien cette confusion est funeste en médecine, et quel avantage il y aurait de chercher à faire une plus juste application des mots. On prétend que c'est embrouiller une science que d'en changer la nomenclature; je ne prétends point changer les choses sans une véritable utilité; il me semble qu'il serait possible de réformer la nomenclature de plusieurs maladies et d'adopter autant que possible celle qui est suivie dans la médecine humaine, surtout pour les maladies qui ont le plus de rapports dans ces deux espèces. De cette manière on peut parvenir à rapprocher la *pathologie* humaine de la *pathologie* comparée, établir entre elles une sorte de parallèle qui peut être avantageux pour le médecin et le *vétérinaire;*

de ce rapprochement et de la comparaison doivent nécessairement naître les progrès de notre médecine, car nous ne devons pas nous dissimuler combien nous sommes arriérés comparativement à la médecine humaine. Tant que nous resterons dans cette confuse nomenclature, il nous sera impossible de faire une application juste et raisonnée de préceptes bien établis dans le traitement des maladies étudiées aux pieds des malades. En général les vues de la théorie sont beaucoup plus étendues que celles de la pratique; ce manque de rapport doit nécessairement nuire dans les prescriptions à faire; pour bien traiter une maladie et en faire une étude approfondie, il ne suffit pas de connaître les préceptes qui s'y rapportent, ni même de l'avoir vue une fois, il faut l'avoir traitée plusieurs fois et dans différentes circonstances ; alors seulement on reconnaîtra les grands avantages qu'on peut retirer de l'application d'une théorie simplifiée, mais appuyée sur des faits *physiologiques* et pratiques constatés et non, comme il arrive malheureusemen trop souvent, sur des hypothèses plus ou moins ingénieuses.

Le nom de *gourme* est une expression vague, inexacte et très vulgaire; il serait, ainsi que je l'ai déjà dit, bien plus convenable de le remplacer par un nom plus capable de faire connaître la nature de l'affection qu'il désignerait. En effet, qu'entend-on par *gourme?* Une *phleg-*

*masie* de la *membrane pituitaire*, un véritable *catarrhe nasal*; cette dénomination serait bien plus convenable, plus rationnelle, et à la portée de tout le monde. Il est temps, je le répète, d'asseoir des principes exacts et de rejeter des idées erronées qui ont trop long-temps régné dans la médecine des animaux. Il est d'autant plus facile d'établir de pareils fondemens, que les matériaux obtenus par l'étude des faits sont déjà suffisans pour poser une base durable. C'est dans l'intention de contribuer à une pareille modification que je me permets de faire connaître mon opinion. Je ne me dissimule pas le peu d'influence qu'elle pourra avoir, mais en ne parlant que le langage de l'observation, en n'exposant que des faits pratiques, et en mettant de côté tous les préjugés, il me sera permis de penser que j'ai atteint mon but.

Je crois inutile de répéter ici ce que les auteurs ont dit de la *gourme*. Ils sont si peu d'accord, soit sur la nature de la maladie, soit à l'égard de ses caractères distinctifs, de son origine et de ses causes, qu'on est pour ainsi dire forcé de renoncer à leur citation. Quoique la *médecine-vétérinaire* ait fait de grands progrès et que la *gourme* soit très-fréquente, l'art semble cependant être toujours resté dans son enfance sous le rapport des connaissances relatives à la nature et au genre de traitement de cette maladie.

Nous allons examiner succinctement ce que c'est que la *gourme*, (et nous continuerons de la nommer ainsi), ses caractères, son origine, quelles en sont les causes les plus probables, les *symptômes* les plus caractéristiques: nous l'examinerons également sous le rapport de la *contagion*, du traitement qu'il convient d'employer; enfin nous terminerons par les observations et les expériences faites sur cette maladie.

La *gourme* n'est point une maladie particulière aux *monodactyles;* il est vrai que les chevaux en sont plus souvent affectés. On a dit, et à tort, qu'elle était réputée particulière à une seule espèce de *solipèdes;* je prouverai d'une manière certaine que, non-seulement les mulets, mais encore les ânes n'en sont pas à l'abri. L'organisation est la même dans tous les animaux. L'âne, par son tempéramment robuste et peu délicat, est moins exposé aux maladies, surtout aux affections des *membranes muqueuses;* voilà pourquoi il est plus rarement affecté de la *gourme.* Le mulet qui tient le milieu entre le cheval et l'âne, y est plus sujet que ce dernier. Le *catarrhe nasal* des chiens n'est à proprement parler que le *catarrhe nasal* des chevaux; l'écoulement nasal chez le mouton, pourrait également être comparé à celui de ces derniers animaux et prendre tout aussi bien le nom de *gourme.*

Cette maladie ne peut donc être particulière aux *monodactyles*. Elle n'est pas rare dans ce pays ; elle attaque plus particulièrement les poulains de deux à quatre ans. Les chevaux faits n'en sont pas à l'abri, mais ils en sont moins souvent affectés.

Je vais plus loin citer des faits qui prouvent qu'à tout âge le cheval peut en être affecté et qu'elle peut se montrer sur les adultes comme sur les jeunes sujets avec les mêmes caractères et produire les mêmes phénomènes *pathologiques*.

Chez les chevaux faits, cette affection a été qualifiée par nos anciens auteurs d'*angine*, de *coryza*, etc. Dans les poulains comme dans les adultes, les *prodromes* et les phénomènes *pathologiques* sont les mêmes ; je ne vois pas pourquoi elle ne porterait pas tout aussi bien le nom de *gourme* chez les uns que chez les antres, d'autant plus qu'il est très-difficile de distinguer la *gourme* de l'*angine* ou *coryza*. On a prétendu encore que la *gourme* n'était point sujette à la récidive : erreur bien grande ! J'ai vu des poulains et des chevaux chez lesquels les mêmes phénomènes *pathologiques* se répétaient plusieurs fois dans la même année. On a souvent confondu l'*angine* et le *coryza* avec la *gourme* ; voilà pourquoi on a dit que cette dernière ne sévit qu'une seule fois sur le même individu. Il me sera facile encore de prouver d'une manière certaine que les chevaux sont sujets à être plusieurs fois affectés de la *gourme.* J'ai remarqué que la récidive est plus commune chez les sujets haut montés sur jambes, qui ont les côtes plates, la poitrine étroite; cette conformation vicieuse est en général plus exposée aux affections *catarrhales.*

On a également dit que chez les jeunes sujets, si la *gourme* ne se montre pas avec un jetage abondant par les nasaux, des dépôts purulents extérieurs très-développés, la maladie est alors imparfaite; et plus tard, vers l'âge de cinq à six ans, ces animaux sont sujets à être affectés de *fausse gourme*; cette prétendue maladie ne diffère en rien de la véritable *gourme.*

Rien n'est moins vrai que de dire aussi que la *gourme* est inévitable sur le plus grand nombre des animaux, et qu'elle leur est nécessaire, et même salutaire. Je prouverai, en la démontrant jusqu'à l'évidence, la fausseté de ces assertions, car il est bien reconnu que les poulains bien élevés, soumis à un régime et à des soins bien entendus, sont beaucoup moins que les autres sujets à la *gourme*, et dans ceux qui en éprouvent quelques *symptômes*, à peine s'en aperçoit-on, et rarement leur état exige-t-il les soins de la médecine. Il est des pays où la *gourme* est très rare; on dit que les chevaux du nord de la France sont rarement sujets à cette maladie, surtout ceux qui sont constamment au même régime, qui ne changent point de nourriture; il n'en est pas de même dans le pays que j'habite : les poulains changent de nourriture et d'habitude à chaque instant, on les transporte d'un lieu dans un autre, on les fait courir toutes les foires; aussi, il y a peu de poulains arrivés à l'âge de cinq ans, qui n'aient eu cinq ou six maîtres; ces changemens d'habitation, de nourriture, tantôt à l'écurie, tantôt aux herbages, où ils sont fréquemment exposés à toutes les intempéries, ont très souvent produit des affections *catharrales* qu'on nomme généralement *gourme*.

Non seulement on a pû croire que cette affection était nécessaire, inévitable et salutaire, mais on a été même plus loin; on a dit que les chevaux qui l'avaient bien jetée acquéraient plus de valeur, qu'ils étaient par la suite beaucoup moins exposés aux maladies : de pareilles assertions sont sans fondement, puisqu'il est bien prouvé que dans plusieurs endroits cette maladie est à peine connue, et là où elle est très connue, on peut facilement la prévenir par des soins convenables, qu'il faut porter surtout aux jeunes chevaux. Ceux qui n'ont pas été atteints de la *gourme* ne sont pas plus exposés à d'autres affections que ceux qui l'ont éprouvée; au contraire, il est certain que les chevaux qui échappent à cette maladie sont en général ceux à qui la nature parait n'avoir rien refusé dans le partage des dons de l'organisation. En effet, les jeunes poulains dont l'organisation est encore faible sont plus sujets que dans l'âge adulte aux affections *catharrales*, mais ceux qui sont bien conformés, issus de père et mère distingués et exempts de maladies, sont moins prédisposés à ces affections; avec peu de soins ils échappent à cette prétendue *gourme*, et, par la suite, sont beaucoup moins exposés aux autres maladies que ceux dont l'organisation est vicieuse. Ainsi, il reste bien démontré que la *gourme* n'est pas plus nécessaire qu'inévitable, et moins encore salutaire.

La *gourme*, dans son début, n'est qu'un trouble général dans l'*économie*, sans apparence de lésion locale, mais qui se termine bientôt après par un *catarrhe nasal*, c'est-à-dire par une *phlegmasie* très intense de la *membrane muqueuse* des naseaux, et qui ne tarde pas à se propager dans le *larynx* et dans toutes les parties de *l'arrière-bouche.*

Causes — Quoique l'on soit incertain sur les causes spéciales de cette maladie, il me semble qu'il est facile de prouver qu'un assez grand nombre peuvent également contribuer à son invasion. Nous savons d'une manière certaine que les poulains bien soignés en sont rarement affectés; il faut donc nécessairement que le manque de soins concoure à son développement; mais, dans cette affection comme dans beaucoup d'autres, les causes prédisposantes doivent d'abord fixer notre attention, surtout celles qui résultent du tempérament et de la conformation. Nous avons remarqué que les poulains hauts montés sur jambes, ayant la poitrine serrée d'un côté à l'autre, le ventre volumineux, et qui, en général, ont plus d'ardeur et de volonté que de forces physiques, résistent très peu à la fatigue et sont ceux qu'on voit le plus souvent affectés de la *gourme.* La manière de soigner, de nourrir et de loger les animaux, peut corroborer d'une manière puissante l'influence d'une pareille organisation. L'insalubrité des écuries, mal tenues et mal aérées, l'agglomération des animaux dans un petit espace donné, où les chevaux étant serrés les uns contre les autres, le développement du calorique doit être considérable, de manière qu'en sortant dans une saison rigoureuse ils éprouvent le contact subit d'un air extérieur beaucoup trop froid, qui va quelquefois jusqu'à ébranler le *système nerveux*, stimule fortement l'énergie vitale et peut déterminer une douleur locale capable de donner lieu à une lésion de la *membrane pituitaire*; la mal propreté des animaux, le défaut de pansement de la main, des alimens avariés qui troublent plus ou moins les *digestions*, sont autant de causes essentielles de cette maladie.

Les causes accidentelles qui peuvent concourir à la faire naître ou développer, sont les vicissitudes *atmosphériques*, le passage subit du chaud au froid; l'animal étant couvert de chaleur, cette transition subite agit d'abord sur la peau, mais l'analogie d'organisation et de sensibilité qui existe entre celle-ci et les membranes muqueuses explique ce changement de siège de la réaction *organique.* Les causes morbides analogues peuvent aussi déterminer l'inflammation de la *membrane pituitaire*, si surtout celle-ci se trouve dans un état de prédisposition favorable au développement d'une affection inflammatoire. Telles sont: une température continuellement froide ou humide; mais, le difficile, est de savoir le temps que peuvent durer les impressions de la température pour développer la maladie; les changemens de nourriture du vert au sec, ou du sec au vert.

Les causes principales, sont les courses rapides, les travaux pénibles, fatigans et forcés auxquels on soumet souvent les jeunes chevaux avant leur entier développement; les changemens brusques d'un pays à l'autre.

On prétend que la *gourme* peut facilement coïncider avec le travail de la dentition; que ce travail provoque une *fluxion* générale à la tête, ce qui explique facilement la *lésion inflammatoire de la membrane pituitaire*, la *lésion sympathique des glandes* et *des gauglions voisins.* Ce qui a pu donner quelque crédit à cette assertion, c'est que les jeunes chevaux sont ordinairement affectés de la *gourme* à peu près à la même époque qu'ils changent leurs dents;

et voilà pourquoi l'on a cru à l'influence de la dentition sur la *gourme*. Nous avons déjà observé que les poulains bien soignés, gouvernés, nourris, logés et surtout conduits de manière à ne pas exiger d'eux ce qu'ils ne peuvent pas faire, ne sont presque jamais affectés de cette maladie. Cependant les phénomènes de la dentition sont à peu près les mêmes dans tous les chevaux, qu'ils soient bien ou mal nourris; ce travail se fait ordinairement sans apparence du moindre dérangement dans la santé. A mon avis le travail de la dentition ne peut pas toujours provoquer le développement de la *gourme*.

J'ai généralement remarqué que les chevaux entiers et les jumens sont plus rarement affectés de cette maladie que les chevaux hongres; la *castration* provoque souvent la *gourme;* voilà pourquoi l'opération a plus ou moins de part dans son développement. J'ai également observé que les chevaux d'une petite stature, musculeux et ardens sont moins sujets à cette affection que les grands et gros chevaux et les *lymphatiques*.

Les chevaux élevés dans des lieux situés à mi-côte, réunissant les avantages d'un pâturage substantiel sans être aqueux à celui d'un terrain non marécageux sont beaucoup moins prédisposés à être affectés de la *gourme;* mais il est bien prouvé que les poulains élevés dans les pays qui n'ont point de pâturages et auxquels on est souvent obligé de changer le genre de nourriture et de donner des vesces, des lentilles, des féveroles et des gesses, en sont plus souvent affectés; cette remarque relative à l'usage des alimens variés et peu en rapport avec le jeune âge de l'animal corrobore nos observations journalières de pratique, et prouve que les chevaux élevés dans de bons pâturages sont moins sujets aux affections *catarrhales*.

La *gourme* affecte également plus souvent les chevaux qui fatiguent beaucoup et qui sont nourris au vert, que ceux qu'on habitue depuis long-temps à une nourriture sèche, de bonne nature, et dont les travaux sont modérés. Ne peut-on pas insérer de ce qui précède, que la *gourme* dans les chevaux, indépendamment des causes qui en quelque sorte paraissent, aux yeux de certains auteurs, inhérentes à leur constitution, provient généralement des fautes que l'on commet dans la manière d'élever, de soigner, de gouverner, de conduire ces animaux et surtout d'employer leurs forces.

Nous savons d'une manière positive que le changement de nourriture, la manière vicieuse d'élever et de gouverner les chevaux, les dispose, malgré leur bonne constitution, à contracter un assez grand nombre de maladies, mais plus particulièrement des affections *catarrhales*. Les chevaux abandonnés à eux-mêmes et ne suivant que les simples lois de la nature sont très-rarement affectés de ces maladies. Ceci s'accorde avec ce que l'expérience nous démontre journellement. Nous voyons très-peu de jumens de nos paysans, que l'on abandonne pendant le beau temps au pacage, être affectées de la gourme; mais sitôt que ces animaux (n'importe leur âge) sont mis à une nourriture sèche et à un exercice même modéré, ils ne tardent pas à éprouver tous les *symptômes* avec plus ou moins d'intensité.

Si un assez grand nombre de causes de la *gourme* tiennent, comme je n'en doute pas, au changement subit de nourriture, à l'éducation vicieuse du poulain, au régime qu'on lui fait observer soit dans le jeune âge, soit dans un âge plus avancé et à un travail fatigant et opiniâtre, il serait bien facile d'en prévenir les effets en employant un régime et des soins *hygiéniques* mieux entendus et en observant de ne pas contraindre tout à coup les animaux à un service auquel ils étaient peu habitués. De cette manière on détruirait l'influence d'un très-grand nombre de causes et insensiblement nous parviendrions à rendre cette maladie moins commune, et dans tous les cas plus simplifiée.

L'histoire des *symptômes* varie beaucoup selon les différens cas; la *gourme* n'a pas toujours la même régularité; la *phlegmasie* varie dans les degrés d'intensité, ce qui tient à la disposition particulière de chaque individu. Dans la généralité des cas et plus particulièrement chez les poulains de trois à cinq ans, surtout lorsque les causes proviennent d'un travail forcé, la maladie commence par des *symptômes* généraux tels que tristesse, paresse et nonchalance dans les allures, dégoût, même *inappétence;* l'animal éprouve par momens quelques légers frissons, la fièvre est un peu intense, le pouls fort et accéléré, la température de la peau sensiblement augmentée, les yeux tristes, larmoyans, la *conjonctive* enflammée, les naseaux dilatés, la respiration un peu gênée, la surface de la *membrane pituitaire* devient sèche, tendue, s'engorge, est très-rouge; l'animal tousse de temps à autre. A ces *symptômes* généraux succède bientôt un *jetage* par les naseaux d'un fluide clair, qui ne tarde pas à devenir opaque; en pressant le gosier on fait éprouver à l'animal une douleur sensible; les *gauglions de l'auge* se tuméfient, ainsi que le *tissu cellulaire* et les autres parties environnantes; l'animal s'*ébroue* souvent, la bouche est pâteuse. Cet état dure ordinairement deux à trois jours; insensiblement l'*auge* devient de plus en *empâtée* et constitue une tumeur très-dure qui dépasse quelquefois de beaucoup le dessous de la *ganache* et gagne sur les-joues et même vers les *glandes parotides;* l'animal éprouve dans cet état la plus grande difficulté pour avaler, la respiration est laborieuse et la toux difficile. Généralement il y a plus ou moins de *constipation;* l'animal est très-abattu, a les yeux chassieux, fatigués et les paupières *tuméfiées.* Lorsque la maladie est parvenue à cet état d'intensité, la *phlegmasie de la membrane pituitaire* s'apaise, le *fluide sécreté* devient tout à coup plus abondant, plus blanc et plus consistant; la *tuméfaction de l'auge* augmente de plus en plus, mais elle se ramollit et s'ouvre vers le centre si on ne la prévient au moyen d'un coup de bistouri; le pus qui en découle est très-abondant et dure plusieurs jours; l'appétit et la gaité de l'animal reparaissent; *l'inflammation de la membrane pituitaire* diminue, ainsi que l'intensité des autres *symptômes;* l'animal s'ébroue et tousse plus facilement; le jetage devient insensiblement moins abondant : tout diminue dans les mêmes proportions; la guérison est prochaine et tous les *symptômes* finissent par disparaître dans l'espace de vingt à vingt-cinq jours. Quoique la guérison suive généralement cette régularité et se termine favorablement, quelquefois la *gourme* se déclare d'une manière plus grave; c'est plus ordinairement chez les chevaux étrangers qui ont éprouvé des changemens sensibles soit de nourriture, soit de climat, que cette affection prend ce degré d'*intensité*. La *phlegmasie* se déclare ordinairement d'une manière subite et se propage dans toutes les parties de la tête, qui est alors plus pesante, plus chaude et douloureuse; les *gauglions sous-maxilliaires* s'engorgent à un tel point, que la tuméfaction se termine ordinairement par suppuration; l'animal est abattu, a la respiration fréquente, le pouls fort accéléré ; il s'ébroue souvent et tousse très-difficilement; il y a chaleur sensible de l'air expiré; la bouche est chaude et baveuse; la *pituitaire* et la *conjonctive* très-rouges; l'engorgement *inflammatoire de l'auge* et quelquefois des *parotides* augmente d'une manière considérable, et comprime tellement les parties *sous-jacentes*, que la respiration devient plus difficile et la toux plus fréquente. La *sécrétion du fluide muqueux* est très-lente ; cependant elle ne tarde pas à s'établir, et quand la matière sécretée est de bonne nature, et l'*abcès* de dessous la *ganache* formé, les *symptômes inflammatoires* diminuent et la *résolution* s'effectue facilement ; mais bien souvent cette matière devient *grumuleuse*, d'une apparence purulente et qui passe facilement à l'état *chronique* et l'écoulement persiste pendant long-temps. On remarque une toux quinteuse ; l'animal dépérit tous les jours; il reste long-temps valétudinaire; les extrémités s'engorgent, mais plus particulièrement les postérieures; le pouls devient fréquent et petit. La maladie, parvenue à ce degré, se complique ordinairement de *bronchite ;* la bête maigrit considérablement, perd l'appétit, l'irritation *sympathique* des premières *voies* se manifeste par la langue chargée et dont les bords sont rouges, par un mouvement de fièvre précédé de quelques frissons et suivi d'un état d'abattement; l'animal éprouve une lassitude générale, ses *articulations* paraissent fatiguées. Quand l'inflammation s'aggrave, elle s'étend à presque toute la *membrane muqueuse des bronches* et même se propage dans toutes celles de l'appareil respiratoire; une fois parvenue à ce degré de complication, elle doit faire craindre une terminaison fâcheuse.

Dans un très-grand nombre d'autres cas, la *gourme* est extrêmement bénigne, surtout chez les chevaux bien constitués et qui n'ont pas été exposés à des causes violentes; la santé de l'animal ne paraît presque point altérée, si ce n'est qu'on observe une toux peu fréquente accompagnée d'un léger *jetage* par les *naseaux*; du reste il paraît être dans son état *normal*. Quelquefois la toux persiste pendant long-temps; il faut avoir le plus grand soin de la traiter convenablement, afin d'éviter des suites fâcheuses.

On a parlé d'une fausse gourme qu'on prétend n'être qu'une gourme incomplète, c'est-à-dire, mal jetée et qui plus tard a formé des tumeurs et des abcès çà et là, sur une partie quelconque du corps, sans distinction d'âge du sujet. Ces abcès et ces dépôts proviennent quelquefois des suites des maladies aiguës qui ont plus ou moins altéré les organes; on prétend encore de nos jours que la gourme s'est portée sur ces parties: erreur bien grande! Il est des cas où la gourme éprouve une *dégénérescence chronique* qui laisse des indurations sous la *ganache* et un jetage continuel par les *naseaux*, ce qui a fait dire que la maladie dégénérait en *morve*. C'est ainsi que l'on a comparé la *gourme* avec la *morve*. La première donne lieu à un *flux nasal* et à l'engorgement des *glandes* contenues dans l'*auge*; le flux se manifeste par les deux naseaux, varie à la vérité par sa couleur du blanc au jaune et au vert et n'adhére point, comme dans le cas de *morve*, à *l'orifice des naseaux*; *l'engorgement glanduleux* n'est pas fixé sur les *glandes lymphatiques*, mais bien dans le *tissu cellulaire* des *glandes salivaires*, *maxillaires*, *sous-linguales*; c'est un empâtement de tout l'espace *inter-maxillaire* et non un corps arrondi, *squirreux*, comme dans la *morve*; du reste cet engorgement s'abcède et suppure, l'animal éprouve plus ou moins de dérangement dans toute *l'économie*. La *gourme* donne lieu à la fièvre, tandis que le cheval *morveux* conserve son appétit et sa gaîté comme dans son état naturel.

Traitement. — Il en est de cette *phlegmasie* comme de toutes celles des *membranes muqueuses*, qu'il faut presque toujours combattre d'après la *méthode anti-phlogistique*. Or, le moyen le plus sûr et le mieux indiqué, celui dont l'expérience démontre chaque jour l'efficacité, c'est la *saignée*. Ce moyen est le plus sûr pour relâcher l'inflammation; que le *flux nasal* soit ou non établi, elle ne produit pas moins de bons effets; il est vrai qu'on doit se borner à de petites saignées; au reste, pour ralentir ou faire cesser la *sécrétion* du *flux nasal*, il faut combattre l'inflammation dont cette *sécrétion* n'est qu'un des effets. Quand les *phénomènes inflammatoires* sont intenses, on joint aux saignées l'usage des boissons *mucilagineuses édulcorées*, les *bains de vapeurs emollientes* sous la tête et le nez; les lavemens de même nature; des *opiats* composés des poudres de *réglisse* et de *guimauve* avec du *miel*. Il arrive quelquefois que *l'irritation inflammatoire* ne cède pas aux évacuations sanguines; elle persiste pendant longtemps et altère plus ou moins les tissus qui en sont le siège; de là la *tuméfaction* des *ganglions lymphatiques* de l'*auge*. L'*abcès* qui le termine presque toujours tarde quelquefois à s'établir; on le facilite et on le provoque d'une manière puissante par une ou deux onctions *d'onguent vésicatoire;* on recouvre le tout d'un grand plumasseau d'étoupes, par dessus lequel on met une peau d'agneau, la laine tournée en dedans. La tumeur ne tarde pas à s'abcéder vers le centre; on la perce assez profondément avec un bistouri et un bouton de feu, afin d'empêcher qu'elle ne se ferme trop tôt; le pus qui en découle est en général abondant. Quelquefois *l'intensité des phénomènes inflammatoires* est tellement prononcée, et *l'auge* dans un tel état d'empâtement, que la respiration devient très-gênée; l'animal éprouve des convulsions et menace même *d'asphyxie*, alors on est obligé d'en venir à l'opération appelée *trachéotomie*. Il arrive également que la collection étant formée, la matière peut refluer vers les *poches gutturales*; on s'aperçoit facilement de l'accumulation du pus dans ces dernières parties, par une *fluctuation* et une difficulté toute particulière de respirer; dès-lors l'opération dite *hyovertebrotomie* devient indispensable. Ces opérations ne sont pas sans danger; fort heureusement il ne faut pas les mettre souvent en usage.

Lorsque l'affection présente moins d'intensité et qu'elle suit une marche régulière, la *médication* se trouve bien modifiée. A quelques saignées près, on doit se borner à un simple traitement *hygiénique;* on doit se contenter de tenir les animaux bien couverts pendant l'hiver, et dans une tempétature douce, les soumettre au régime de la paille, de l'eau tiède blanchie avec de la farine d'orge, employer quelques *fumigations* et quelques *lavemens émolliens*, empêcher qu'on ne présente les animaux à l'air froid, éloigner d'eux tout ce qui pourrait donner lieu à une *métastase*, éviter de réactiver trop tôt les fonctions naturelles. On a long-temps préconisé l'usage des *sétons* : encore aujourd'hui beaucoup de personnes en font un emploi abusif; ces *dérivatifs* ne conviennent que quand la respiration pénible, la toux difficile, l'état fébrile reconnu, n'ont pas cédé aux saignées et aux autres moyens *anti-phlogistiques*. Ces *exu-*

*toires* peuvent également être employés quand les *phénomènes inflammatoires* ont cédé, mais que l'écoulement nasal persiste pendant trop de temps, et surtout si la *membrane pituitaire* devient d'un rouge foncé.

Ces moyens suffisent ordinairement dans tous les cas de *gourme;* je les ai toujours mis en usage, la pratique m'en démontre journellement les avantages.

### Réflexions sur le caractère contagieux de la Gourme.

L'expérience démontre chaque jour qu'il convient de séparer les chevaux sains de ceux qui sont affectés de la *gourme;* cette précaution est d'autant plus nécessaire, que les chevaux qui seront proche de ceux qui jettent, peuvent toucher et lécher la matière qui sort de leurs naseaux et contracter la *gourme.* Nous savons d'une manière positive que cette affection peut se communiquer de cette manière, non-seulement de poulain à poulain, mais de poulains à vieux chevaux. Je citerai des faits qui prouveront que cette maladie se communique quelquefois d'un animal à un autre; j'étaierai mon opinion de celle de plusieurs auteurs bien connus, et je joindrai à cet exposé le précis des expériences que j'ai faites. *Solleysel* dit, à l'égard de la *gourme :* « Il est toujours très-à-propos de séparer des autres animaux le cheval qui jette, car non seulement ce mal se communique, mais un cheval peut prendre la *morve* de celui qui ne jette que la *gourme*, quand même il ne lécherait point ce qui sort par le nez de son compagnon; l'odeur seule est capable de lui communiquer ce mal, qui peut se prendre encore en buvant dans le même seau. » Je ne partage pas en tout l'opinion de cet auteur; son assertion est un peu exagérée, relativement à la possibilité de contracter la *morve* avec celui qui ne jette que la *gourme*. *Bourgelat* dit, dans l'Encyclopédie, au mot *gourme* : « On séparera tout cheval qui jette; la *gourme* se communique non-seulement de poulain à poulain, mais de poulains à de vieux chevaux. » *Paulet* dit que la *gourme* se communique comme le *claveau* par l'*inoculation* et la *déglutition*. *Brugnon* pense que la *gourme* est contagieuse, et que si elle vient à se déclarer dans un troupeau de poulains sur un seul de ces animaux, tous les autres ne tarderont pas d'en être aussi attaqués, si on ne les sépare pas à temps. *Gilbert* dit : « que les chevaux qui jettent leur *gourme* donnent la *morve* à de vieux chevaux qu'on laisse auprès d'eux, et que des chevaux *morveux* font jeter la *gourme* à des poulains. » *Bosc* s'exprime ainsi à l'article *gourme* : « Toute écurie dans laquelle on a tenu des chevaux attaqués de *gourme*, même la plus bénigne, doit être exactement nettoyée de son fumier, les râteliers et les mangeoires lavés, et les murs blanchis à la chaux. » Ce qui supposerait que l'auteur croyait à la *contagion* de la *gourme*. Plusieurs auteurs anonymes pensent que les jeunes chevaux qui jettent leur *gourme*, mêlés avec des chevaux plus âgés, peuvent faire jeter à ceux-ci.

Nous voyons que tous ces auteurs considèrent la *gourme* comme une maladie essentiellement contagieuse. Je ne me dissimule pas qu'on a exagéré son caractère, et il faut convenir qu'elle est loin d'être aussi communicative. J'ai cependant eu occasion de me convaincre que, dans certains cas, elle est contagieuse, mais moins qu'on n'a voulu le prouver dans les écrits. J'ai cru convenable, pour mieux asseoir mon jugement, de faire quelques expériences, seul moyen de s'assurer par soi-même de ce que les autres ont dit.

**Première Observation**. — Le quinze mai dix-huit cent vingt-deux, M. L. D., propriétaire de la commune de Moumour, canton de Sainte-Marie, confia à mes soins un cheval de race Navarraise, âgé de quatre ans, d'un tempérament sanguin et irritable, malade depuis quatre à cinq jours.

Symptômes. — L'air triste et abattu, les yeux fatigués et chassieux, appétit nul; une fièvre intense, le pouls dur et accéléré, les *ganglions lymphatiques de l'auge tuméfiés*, *la pituitaire* d'un rouge vif, sèche et engorgée, la bouche chaude et pâteuse, respiration laborieuse, la toux pénible et fréquente, la température du corps sensiblement augmentée, mais plus particulièrement vers la tête, *constipation et suppression d'urines.*

Renseignemens. — Au rapport du propriétaire, le dix du même mois il avait prêté le cheval à un de ses amis pour faire une promenade ordinaire; cette promenade fut une course forcée d'Oloron à Pau et le retour; ce qui fait soixante-quatre kilomètres dans l'espace de quatre heures et demie. A sa rentrée dans l'écurie, le cheval resta continuellement couché jusqu'au lendemain; il refusa toute espèce d'alimens; les *symptômes* de la *gourme* commencèrent à se manifester et ils augmentèrent jusqu'au moment où l'animal entra dans une infirmerie.

Médication. — Deux saignées dans la journée, d'un litre et demi chacune, *onctions d'onguent vécicatoire* sur la tumeur de la ganache, application par-dessus, d'une peau de mouton, la laine tournée en dessous, des bains de vapeur émolliens sous la tête et le nez, deux lavemens *laxatifs* dans la journée, diète la plus sévère; pour boisson, de l'eau tiède miellée et blanchie avec de la farine d'orge.

Le 16, le *flux nasal* commence à s'établir, la couleur rouge de la *pituitaire* a diminué, l'engorgement de la ganache a considérablement augmenté; il dépasse de beaucoup cette dernière partie ; la compression qu'il exerce sur les parties *sous-jacentes* occasionne de la difficulté d'avaler et même de respirer ; du reste l'animal éprouve un calme sensible ; il cherche à manger. Même *médication*, à l'exception des saignées.

Le dix-sept, le *flux nasal* est bien établi, la *tuméfaction de l'auge* s'est ramollie vers le centre et la *fluctuation* s'aperçoit facilement ; l'*intensité des symptômes inflammatoires* a sensiblement diminué ; le poulain cherche à manger, il avale la boisson avec beaucoup moins de difficulté, les yeux s'animent de l'expression de la gaîté ; l'*abcès* de la ganache est percé au moyen d'un bouton de feu ; il en sort une grande quantité de pus ; les bains de vapeur émolliens sous la tête et le nez, les lavemens et la boisson adoucissante sont continués. Je permis qu'on donnât au malade un peu de menue paille et qu'on lui fit faire une promenade de demi-heure par jour au beau temps.

Le 18, *flux nasal* toujours assez abondant ; l'*empâtement* ou la *tuméfaction de l'auge* avait considérablement diminué ; la toux était moins intense ; l'animal reprenait toute sa gaîté et tout annonçait en lui une guérison prochaine. Il fut encore soumis pendant quelques jours au régime adoucissant ; son appétit permit d'augmenter graduellement sa ration jusqu'aux premiers jours de juin, époque à laquelle étant complètement guéri, l'animal fut remis à son régime habituel et à son travail.

**II.e Observation.** — Le 22 juillet 1824, à la demande du sieur M., maréchal ferrant à Bedous, arrondissement d'Oloron, je me rendis en ladite commune. Il me fut présenté une jument de l'âge de six ans, d'un *tempérament pléthorique* et vigoureux, réunissant les *symptômes caractéristiques de la gourme*, tels que la tête pesante, chaude et portée en avant, chaleur de l'air expiré, battement des flancs, les *naseaux* dillatés, la respiration courte, précipitée et même oppressée, anxiété extrême provenant de la grande difficulté de respirer, bouche béante et écumeuse, la *pituitaire* très rouge, ainsi que la *conjonctive*, pouls fort et accéléré, forte élevation de température de la peau, engorgement considérable sous la *ganache* qui gagnait sur les joues et les *parotides;* l'animal souffrait considérablement, la fièvre était très prononcée, la toux profonde et pénible.

Renseignemens. — Au rapport du propriétaire et du sieur M., cette bête était abandonnée depuis le 1.er juillet au pacage de la montagne; elle fut surprise par de fortes pluies d'orage, exposée nuit et jour à toutes les intempéries de la saison. A l'âge de trois ans, cette bête avait été également affectée d'une *gourme* bien caractérisée; elle fut confiée aux soins dudit M., qui m'a assuré l'avoir eue en traitement pendant un mois.

Traitement. — Vu l'état désespérant de l'animal, je me décidai à pratiquer la *trachéotomie.* Immédiatement après cette opération; il se trouva soulagé, la respiration devint plus libre; néanmoins je lui fis dans la journée une saignée de cinq livres qui relâcha d'une manière sensible l'inflammation. Je joignis à cette opération des lavemens émolliens, des bains de vapeurs de même nature sous la tête et le nez, l'application d'une peau d'agneau sous la ganache, la laine tournée en dedans. J'ordonnai la boisson d'eau d'orge miellée, deux *opiats* par jour, de miel, *poudres de réglisse* et *de guimauve.*

Le 23 au matin, l'animal était moins agité, la *déglutition* et la respiration plus libres; il était plus gai, avait la tête plus dégagée; l'*abcès* était déjà formé au centre de la tumeur de la *ganache;* le *flux nasal* commença à s'établir; l'*abcès* fut percé profondément au moyen d'un bistouri et d'un bouton de feu, afin d'empêcher que l'ouverture ne se formât trop tôt. A l'exception de la saignée tous les autres moyens de la veille furent employés.

Le 24, mieux continu; l'animal cherche à manger; le *flux nasal* est abondamment établi; l'engorgement de la *ganache* s'est sensiblement diminué; la respiration et la déglutition deviennent plus libres; les *déjections alvines* ont repris leur cours naturel. Les lavemens, les *opiats*, les *fumigations* furent encore employés pendant quelques jours. Je recommandai de ménager le malade, à l'égard du manger.

Le 27, je revis la bête; je trouvai en elle des changemens avantageux; le *flux nasal* était beaucoup moins abondant; il ne restait sous la *ganache* qu'une légère *induration*. Le *tube à trachéotomie* devenu inutile fut enlevé; l'animal allait en bonne voie de guérison; on lui donna une nourriture graduée. La jument entra en convalescence du 27 au 30, et le 10 août suivant elle pouvait reprendre ses travaux.

Lors de l'arrivée de cette jument à Bedous, elle fut mise dans l'écurie dudit M....., et à côté d'un cheval de 8 à 9 ans. Après huit jours de cohabitation, on s'aperçut que ce cheval avait un léger *flux nasal* et un commencement de tuméfaction de l'*auge*, qui augmenta insensiblement et finit par s'*abcéder;* cette bête *jeta* par les *naseaux*, pendant dix à douze jours, sans éprouver d'autres dérangemens.

**III.ᵉ Observation**. — Le 12 octobre 1829, M. de B. J...., propriétaire à Oloron, réclama mes soins pour un cheval Navarrais d'un tempérament irritable et d'une forte constitution, âgé de 5 ans, malade depuis deux jours.

Renseignemens. — D'après le rapport du propriétaire et des domestiques, ce cheval était né à la maison. Issu d'un cheval arabe et d'une jument du pays, rien n'avait été négligé pour son éducation; le fils aîné de la maison le montait pendant les vacances; il lui fit faire, à l'insu de son père, des courses extraordinaires, une entr'autres d'Oloron à Orthez et le retour, vingt lieues dans l'espace de cinq à six heures.

Symptômes. — Respiration courte et fréquente; l'animal tenait de temps en temps la bouche béante comme s'il voulait faciliter le passage de l'air; une toux rauque, pénible; grande difficulté d'avaler; la peau sèche, le pouls plein et dur; forte inflammation du *larynx* et des parties environnantes; l'animal éprouvait par momens des mouvemens *convulsifs* qui faisaient craindre la *suffocation ;* constipation, appétit nul.

Diagnostic. — *Gourme aiguë* qui offre les mêmes *symptômes* que le *coryza* et l'*angine.*

Pronostic. — Guérison incertaine.

Traitement. — Vu l'extrême difficulté de respirer, et la crainte de la suffocation, je me décidai à pratiquer un passage artificiel à l'air, c'est-à-dire la *trachéotomie*, aussi éloignée que possible du lieu de l'inflammation. Cette opération soulagea de suite l'animal. Deux saignées, de quatre livres chacune, dans la journée, quatre lavemens *émolliens* légèrement *laxatifs*, la diète la plus sévère, les bains de vapeurs *émollientes* sous le nez et la tête, une peau d'agneau sous la ganache, la laine au-dedans, deux *opiats* par jour de poudres de *réglisse*, de *guimauve* et de *miel*, boisson *adoucissante*, *mucilagineuse*, *édulcorée* avec le *miel*, donnée en petite quantité à la fois et souvent, telles furent mes prescriptions.

La nuit fut assez calme, les mouvemens convulsifs avaient entièrement disparu. Dans la matinée du 13, l'animal était plus dégagé; il remuait la tête avec beaucoup plus de facilité, l'écoulement nasal commençait à s'établir, le pouls était moins fort et moins fréquent, la *déglutition* plus commode, les *déjections alvines* plus faciles. Le même traitement fût continué, à l'exception des saignées. Le jour et la nuit du 13 au 14, mieux continu. Le 14 le mieux va croissant, l'écoulement *nasal* est plus prononcé, la toux est plus facile; l'animal cherche à manger, les *phénomènes inflammatoires* avaient sensiblement diminué. Je continuai cependant à faire usage des *opiats*, des bains de *vapeurs émollientes*, de la boisson adoucissante, et prescrivis deux lavemens *émolliens*.

Le 15, le mieux continue, l'écoulement nasal est de bonne nature et très abondant, la *défécation* va bien, le cheval se trouve très dégagé, remuant la tête dans tous les sens avec facilité. Il demande à manger; je lui fais donner un peu de menue paille et continuer la même boisson en la rendant légèrement *nitrée*. Je supprimai par gradation les lavemens et les bains de vapeurs. Du 15 au 20, la bête alla de mieux en mieux; le *tube à trachéotomie* fût enlevé; le cheval entra en convalescence, et le 26 il fût radicalement guéri.

Le 30 je fus de nouveau mandé par le même propriétaire, pour voir deux pouliches de deux ans et demi à trois ans, malades depuis la veille. A mon arrivée, je remarquai sur ces deux bêtes tous les *symptômes* essentiels de la *gourme* : tuméfaction des *ganglions lymphatiques de l'auge*, jetage par les naseaux d'un fluide clair; tristesse; la *conjonctive enflammée*, le pouls fort et accéléré, dégoût et inappétence.

Renseignemens. — Les deux pouliches avaient été mises à plusieurs reprises à côté du cheval gourmeux; rien ne prouvait, du reste, que ces bêtes eussent été exposées à d'autres causes morbides, et tout porte à croire que la contagion avait seule contribué au développement de cette maladie. Ces pouliches furent soumises à une *médication* à peu près conforme à celle que j'avais déjà employée dans les observations précédentes, et, quinze jours après, j'en obtins le plus heureux résultat.

**IV.e Observation.** — Le 20 septembre 1837, M. le général J., commandant le département des Basses-Pyrénées, me fit appeler à sa campagne pour donner mes soins à ses deux chevaux de voiture, de race Navarraise, âgés de six à sept ans, d'un tempérament irritable et fortement constitués, malades depuis quatre jours.

Renseignemens. — Au dire du Général et de son domestique, une jument *gourmeuse*, qui jetait abondamment par les deux naseaux, appartenant à un métayer de la maison, fut mise dans l'écurie en l'absence des deux chevaux, et, huit à dix jours après leur rentrée, on commença à s'apercevoir des premiers *phénomènes inflammatoires* de la *gourme*; on m'assura que ces chevaux n'avaient été exposés à aucune influence capable de déterminer cette maladie, mais on croyait qu'ils l'avaient contractée dans l'écurie même où la jument *gourmeuse* avait été placée, et dont on n'avait pas eu soin de nettoyer ni la mangeoire ni le ratelier. Je partage cette opinion, dans la ferme croyance à la contagion de la *gourme*.

Symptômes. — Dégoût, inappétence, empâtement considérable *des ganglions lymphatiques* de *l'auge*, jetage abondant par les *naseaux*, œil triste, respiration laborieuse; enfin, tous les *symptômes* non équivoques d'une *gourme* bien déclarée. Ces chevaux furent traités par la méthode déjà connue; quinze jours après, ils furent en état de reprendre leur service.

Le dix octobre dix-huit cent trente-huit, ces mêmes chevaux furent de nouveau affectés d'une *gourme* bien caractérisée, survenue à la suite d'un voyage forcé aux Eaux de Bagnères-de-Bigorre ; les *symptômes* étaient les mêmes que ceux décrits dans la dernière observation; les moyens employés pour combattre cette maladie furent également les mêmes que ceux dont j'avais déjà fait usage; j'en obtins le plus heureux résultat.

**V.e Observation.** — Le 14 août 1834, M. C., maître de poste à Oloron, me fit mander pour voir une jument de race-navarraise, âgée de dix ans, malade depuis quatre à cinq jours.

Renseignemens. — Il y avait dix jours que cette jument avait été achetée d'un paysan de la vallée d'Aspe; elle n'avait jamais fait aucune espèce de travail, et avait été constamment livrée à la reproduction. Dès le second voyage, au service de la poste, elle montra tous les *symptômes* d'une *gourme* bien caractérisée, tels que *jetage* par les *naseaux* d'un fluide épais; un empâtement très-grand sous la *ganache;* grande difficulté d'avaler; toux pénible; la tête allongée pour faciliter le passage de l'air; les yeux ternes et chassieux; les flancs retirés

Médication. — Une friction *d'onguent vésicatoire* sur la tumeur de *la ganache;* des *bains de vapeurs émollientes* sous la tête et le nez; boisson *adoucissante miellée; opiats* de *poudres* de *réglisse*, de *guimauve* et *de miel;* lavemens *émolliens*; la diète. L'*abcès* ne tarda pas à se former au centre de la tumeur de l'*auge*, qui fut percée très-profondément au moyen d'un bistouri et d'un bouton de feu; il en sortit une très-grande quantité de *pus;* ce traitement fut mis en usage pendant dix jours, au bout desquels la jument entra en convalescence, et le 30 elle fut remise au service de la poste.

**VI.^e Observation.** — Le deux février 1837, tandis que je faisais ma tournée du matin dans les écuries de M. M., maître de poste à Pau, les postillons me montrèrent un cheval de race normande, âgé de quinze à seize ans, malade depuis quatre jours, conduit du relais d'Artix à celui de Pau, pour être soumis à mes soins.

Renseignemens. — Ce cheval provenait des chevaux de réforme de la gendarmerie, il fut de suite employé au service pénible des diligences du Midi; après le sixieme jour de travail, la bête refusa le manger, tous les *phénomènes inflammatoires* de la *gourme* se déclarèrent; quand la bête me fut présentée, elle avait un empâtement général dans l'*auge*, qui avait gagné sur les joues; il y avait en outre *jetage* par *les naseaux* d'un *fluide* légèrement *opaque*, toux pénible et grande difficulté dans la *déglutition.*

Le traitement fut, à peu de différence près, le même que celui déjà employé, et le résultat également couronné de succès.

**VII.^e Observation.**— Le premier juillet 1838, le même maître de poste confia à mes soins un cheval de race poitevine, fortement constitué, âgé de quinze à seize ans, malade depuis deux jours.

Symptômes. — Tristesse, dégoût, *inappétence*, tête lourde, *membranes* apparentes d'un rouge vif, pouls fort et accéléré, forte *tuméfaction des ganglions lymphatiques* de l'*auge* qui se prolongeait sur la joue gauche et la glande *parotide* du même côté; douleur très-sensible à la moindre pression sur cette partie, respiration courte et pénible, température du corps sensiblemenr augmentée, bouche sèche, salivation abondante, un léger jetage par les naseaux, toux fréquente, par fois *quinteuse*, soif, *déglutition* excessivement douloureuse et difficile à l'égard des liquides, à tel point, que la *contraction convulsive* des *muscles* du *pharynx* s'opposait au passage des boissons et les fesait ressortir par les narines.

Renseignemens. — Ce cheval avait été acheté depuis peu d'un roulier; il fut tout-à-coup exposé au service pénible de la saison du passage des étrangers aux Eaux des Pyrénées; ce changement sensible de travail, à un âge avancé, ne devait lui être que très préjudiciable.

Médication. — Deux saignées dans la journée, de quatre livres chacune, bains de vapeurs émollientes sous la tête et le nez, quatre lavemens de même nature; une *onction d'onguent basilicum* sous la *ganache*, recouverte d'un cataplasme chaud et d'une peau d'agneau; boisson *adoucissante mucilagineuse édulcorée avec le miel*, donnée en petite quantité à la fois et souvent; l'animal fut mis dans un endroit tempéré avec une bonne litière et convenablement couvert.

Le 2, les *symptômes inflammatoires* avaient sensiblement diminué, le *pouls* était plus souple et moins agité; l'animal, quoique plus gai, avait la respiration toujours pénible, l'*engorgement de l'auge* avait sensiblement diminué; mais celui de la *parotide gauche* avait au contraire augmenté. Je fis une autre *onction d'onguent basilicum* sur cette tumeur; j'employai le même cataplasme et la peau d'agneau; tous les autres moyens *anti-phlogistiques* furent mis en œuvre à l'exception des saignées.

Le 3, la respiration était toujours laborieuse, l'engorgement de la *parotide* persistant; je m'aperçus, en pressant cette tumeur de droite à gauche, de l'*accumulation du pus dans la poche gutturale gauche*. Je me vis obligé de pratiquer l'*hyovertébrotomie;* à cet effet, je fixai convenablement le cheval debout, la tête dans un état moyen d'extension, afin de faciliter la séparation des *vaisseaux* et des *nerfs* de la partie que je devais opérer. Après avoir coupé le poil, je fis une *incision verticale* de trois travers de doigt de longueur en avant du milieu de l'*apophyse transverse de la première vertèbre cervicale*, près du bord postérieur de la *glande parotide*. La peau étant divisée, je *disséquai* les parties *sous-jacentes* appartenant au *muscle sous-cutané de l'encolure*. Je découvris bientôt après le bord postérieur de la *glande parotide* que je séparai des parties auxquelles elle adhérait. Je continuai la dissection de la surface interne de ce *corps glanduleux*, que je détachai jusqu'au milieu de l'intervalle qui sépare l'*atlas* de la *tuberosité mastoïde*. Après avoir sondé avec l'index l'intérieur de l'ouverture, je plaçai mon *trois-quarts courbe sur le muscle stylo-kera-toïdien*, un peu en arrière de l'extrémité de la *grande branche de l'os hyoïde*. La *ponction* pratiquée, la matière sortit en assez grande quantité; je fis une courte ouverture à la partie la plus déclive, je passai une *mèche* afin de faciliter toute l'évacuation purulente.

Le 4, la respiration et la *déglutition* étaient plus faciles, l'animal chercha à manger. Les *fumigations*, les *lavemens*, la *boisson* et la diète furent continués.

Le 5, la *poche gutturale* fournit toujours de la suppuration; la bête demanda à manger; elle se montra gaie; les *déjections alvines* commencèrent à se rétablir. Je permis qu'on lui donnât un peu de menue paille, de l'eau tiède blanchie avec de la farine d'orge.

Le 6, mieux continu; la bête n'éprouve plus de douleur quand on palpe la partie; le pus est moins abondant. Je supprimai graduellement le traitement. A compter de ce jour le cheval entra en convalescence.

Le 10, la plaie ne fournissait pas plus de pus qu'un séton placé sur une autre partie du corps; j'ôtai la mèche, la *cicatrisation* ne se fit pas longtemps attendre; le 16, le cheval reprit son service.

## EXPÉRIENCES.

Les expériences que j'ai recueillies relativement à la *gourme* sont assez nombreuses; jointes aux observations déjà citées, elles peuvent être de quelque conséquence pour l'histoire de cette maladie.

1.[re] Expérience. — Le 10 avril 1822, j'introduisis un peu de matière dans les naseaux d'un poulain âgé de 2 ans, provenant d'un cheval de 6 ans, *gourmeux*. Je répétai cette opération pendant les dix jours suivans sans produire le moindre effet.

Du 20 au 24, je mettais tous les jours de cette même matière dans la crèche du même poulain, sans obtenir plus de résultat.

Le 29, ce même poulain fut mis à côté d'un jeune cheval affecté de la *gourme*, et qui jetait abondamment, par les deux naseaux; trois jours après le poulain commença à jeter des deux côtés sans engorgement des *glandes de la ganache;* le jetage était seulement accompagné d'une toux assez fréquente. Du reste ce jeune animal conserva sa gaîté, son appétit, et fut bientôt guéri.

2.[e] Expérience. — Le 20 mai suivant, j'introduisis dans la narine droite d'un poulain bien constitué, âgé de 3 ans, un tampon d'étoupes imbibé de la matière des naseaux d'un cheval âgé de 4 à 5 ans, affecté d'une forte *gourme*, et qui pour ce motif se trouvait dans mon *infirmerie.* Le quatrième jour de l'inoculation, le poulain commença à jeter un léger flux par les deux naseaux; le cinquième, la matière était plus abondante et plus consistante; le sixième, ce jeune animal était triste; les *glandes lymphatiques de l'auge se tuméfièrent.* Il fut soumis à un traitement convenable et ne tarda pas à être bientôt guéri.

3.^e^ Expérience. — Le six septembre dix-huit cent vingt-quatre, j'introduisis, avec les barbes d'une plume, dans les naseaux d'un poulain de deux ans et demi et d'un autre de trois à quatre ans, un peu de matière recueillie dans les naseaux d'un poulain du même âge que ce dernier, affecté de la *gourme*, jetait depuis dix à douze jours. Cette même opération fut répétée pendant douze jours sans produire le moindre résultat. Le dix-huit, j'introduisis dans l'un des naseaux de ce même poulain un tampon d'étoupes imbibé de la matière provenant du même poulain *gourmeux;* ces essais furent également sans résultats.

4.^e^ Expérience. — Le vingt-deux octobre dix-huit cent vingt-cinq, on conduisit dans mon infirmerie un cheval de quatre à cinq ans, qui depuis six à sept jours jetait par les naseaux une matière très-abondante, accompagnée d'une toux sèche et fréquente, sans engorgement des glandes de l'auge. Cet animal fut mis à côté d'un poulain de trois ans; huit jours après ce jeune animal manifesta tous les *symptômes* d'une *gourme* bien catactérisée. Ces deux animaux, soumis au même traitement, furent bientôt guéris.

5.° Expérience. — Dans le courant de janvier 1826, j'introduisis, avec les barbes d'une plume, dans les narines d'un âne et d'un mulet, âgés le premier de trois ans et demi à quatre ans et l'autre de deux à trois ans, de la matière recueillie dans les naseaux d'un poulain de trois ans, qui depuis dix jours environ était affecté d'un engorgement considérable des *ganglions lymphatiques de l'auge*, accompagné d'une toux sèche, quinteuse et de tous les *symptômes* qui caractérisent la *gourme;* cette opération fut répétée quatre fois dans la journée. Le lendemain, j'introduisis dans la narine droite de ces animaux un tampon d'étoupes imbibées de la matière du cheval *gourmeux;* le sixième jour de l'inoculation, on remarqua dans le mulet un léger flux par les deux naseaux, qui ne tarda pas à devenir abondant et à prendre de la consistance. Tous les autres caractères d'une *gourme* bien déclarée se manifestèrent, à l'exception de l'engorgement des *glandes lymphatiques* de la *cavité glossienne;* cette bête fut soumise à un simple traitement et elle ne tarda pas à être parfaitement guérie. L'âne fut en outre mis pendant quinze jours à la même place qu'avait occupée le poulain, sans qu'on remarquât sur lui le moindre *symptôme* de cette maladie.

6.^e Expérience. — En mars 1828, un âne, âgé de douze à treize ans, fut mis dans une écurie, à côté d'une jument âgée de sept ans, affectée de la *gourme*, qui jetait abondamment par les deux naseaux et qui un an auparavant avait été confiée à mes soins pour être traitée de la même maladie. Après vingt jours de cohabitation, ces deux animaux furent séparés sans que l'âne éprouvât le moindre dérangement.

7.^e Expérience. — Dans le mois de mai suivant, j'introduisis matin et soir pendant huit jours, dans les naseaux d'une jument âgée d'environ quinze ans et d'une pouliche de deux ans, de la matière provenant d'une pouliche âgée de trois ans qui jetait sa *gourme*; ces deux animaux furent en outre mis pendant vingt jours à côté de la pouliche *gourmeuse* sans qu'on remarquât sur eux le moindre *symptôme de flux nasal* ni d'engorgement des *glandes lymphatiques de la ganache.*

8.^e Expérience. — Dans le courant du mois d'avril 1830, j'introduisis dans la narine droite d'un âne, âgé de trois ans, un tampon d'étoupes imbibé de la matière provenant des naseaux d'un poulain de trois ans, affecté de la *gourme;* cette opération fut répétée tous les matins pendant huit jours; le huitième, les *ganglions lymphatiques* de la *cavité glossienne* commencèrent à s'engorger. Cette tuméfaction augmenta sensiblement tous les jours et finit par remplir toute la *ganache*; un léger jetage commença à se déclarer et devint tous les jours plus abondant. Du reste, l'animal ne paraissait pas incommodé; quelques jours d'un simple traitement suffirent pour le rendre à son état normal.

9.$^e$ Expérience. — Dans le mois de mai de la même année, un poulain de trois ans, dans un état de maigreur et d'une faible construction, fut mis pendant quinze jours à la même place qu'avait occupée un cheval *gourmeux*. On observa de ne point nettoyer la mangeoire, ni le barbotoir, ni le râtelier; malgré cela le poulain n'éprouva pas le moindre dérangement.

10.$^e$ Expérience. — A la même époque, deux chevaux, âgés de douze à quatorze ans, co-habitèrent pendant quinze jours avec un poulain âgé de deux ans fortement *gourmeux*. L'un de ces animaux ne tarda pas à être affecté d'un engorgement sous la *ganache*, qui se termina par suppuration; du reste, l'animal n'éprouva pas d'autre dérangement.

11.$^e$ Expérience. — Dans le courant du mois de mai 1831, je renouvelai mes épreuves; je passai à différentes reprises un tampon d'étoupes, imbibé de la matière provenant d'un cheval *gourmeux*, dans les narines gauches d'un cheval âgé de dix ans et d'un poulain de deux ans. Ces épreuves furent suivies avec soin pendant douze jours; malgré cette intromission et la co-habitation même des deux bêtes saines avec le cheval *gourmeux*, aucun trouble ne se manifesta dans l'*économie* de ces animaux.

12.$^e$ Expérience. — Dans le courant de juillet 1832, je mis, à différentes reprises, dans les naseaux d'un âne de cinq ans et d'un mulet de trois ans, de la matière provenant d'une pouliche de quatre ans qui jetait abondamment par les naseaux. Ces épreuves furent répétées tous les matins pendant dix jours, sans qu'on put remarquer le moindre signe qui prouvât l'effet de la contagion.

13.$^e$ Expérience. — Dans le mois de septembre 1832, je mis une jument, âgée de sept à huit ans, ayant à sa suite un poulain âgé de dix-huit mois, dans la même écurie et à côté d'une pouliche âgée de deux ans et demi, affectée d'une *gourme* bien caractérisée; ces deux animaux co-habitèrent ensemble pendant quinze jours sans qu'il parut, ni sur la mère ni sur le fils, la moindre altération.

14.$^e$ Expérience. — Dans le mois de février 1835, un poulain âgé de trois ans qui n'avait pas encore, comme on dit, jeté sa *gourme*, fut mis pendant vingt jours dans la même écurie et à côté d'une jument âgée de cinq ans, affectée d'un engorgement considérable sous la *ganache*, et d'un *jetage* très-abondant par les naseaux et dont la température de la peau était sensiblement augmentée, les yeux tristes, les naseaux dilatés, la respiration gênée, travaillée par une toux difficile, éprouvant une grande difficulté d'avaler et présentant enfin tous les *symptômes caractéristiques* d'une *gourme* très-intense. Le septième jour, les *glandes lymphatiques* de la *cavité glossienne* du poulain commencèrent à se tuméfier; cet engorgement augmenta sensiblement tous les jours. Le *flux nasal* ne tarda pas à paraître des deux côtés; l'*auge* devint de plus en plus empâtée et forma une tumeur très-dure qui dépassa le dessous de la *ganache* et monta même vers les *glandes parotides*. Le douzième jour, la tumeur était abcédée; elle fut ouverte au moyen d'un bouton de feu; il en sortit une très-grande quantité de pus de bonne nature. Le *flux nasal* diminua bien vîte; la matière continua à sortir pendant quelques jours par l'ouverture de la tumeur; mais celle-ci ne tarda pas long-temps à se cicatriser et le poulain fut bientôt guéri.

## *Résumé.*

Aux observations que j'ai recueillies, il m'aurait été facile d'en joindre d'autres qui prouveraient également que la *gourme*, chez les chevaux, peut se développer à tout âge; que le changement subit de température, un travail fatigant et opiniâtre sont souvent des causes essentielles de cette maladie. Sur quatorzes expériences, six ont ont donné des preuves certaines de l'existence de la contagion.

Ces expériences sont des faits bien constatés; ils coïncident avec les observations déjà citées, et fournissent de puissantes présomptions et les conditions les plus favorables pour faire croire à la contagion de la *gourme* et indiquer qu'elle peut se communiquer, non seulement de poulain à poulain, mais de poulain à de vieux chevaux, même à des mulets et à des ânes.

Il en est de cette maladie comme de toutes celles qui ont le même caractère; elles ne se transmettent pas toujours avec autant de facilité qu'on pourrait le supposer; il faut certaines prédispositions qu'on ne rencontre pas sur tous les animaux, et comme on s'est souvent étayé de simples observations sur un petit nombre d'expériences, dès-lors on a cru que la maladie n'était point transmissible. On ne peut pas, par de si simples résultats, résoudre un pareil problême. Ce n'est qu'en multipliant et en résumant les observations *médicales* de toutes les époques et les expériences nécessaires, de manière à les rendre aussi décisives que possible, qu'on parvient à obtenir des faits qui prouvent la propriété contagieuse des maladies.

# MÉMOIRE

**Sur la gale qui a régné, avec tous les caractères épizootiques, sur les chevaux du département des Basses-Pyrénées.**

L'organe cutané est, comme on le sait, le siége d'un grand nombre de maladies; pendant long-temps elles ont été attribuées à des causes internes, c'est-à-dire, à des affections des *voies digestives*, à des altérations des *membranes muqueuses* exerçant une grande influence dans la production des maladies de la peau. Les anciens attribuaient un grand nombre de maladies *cutanées* à la corruption du sang, à la dépravation des humeurs, à une *bile épaisse et âcre* contenue dans les *vaisseaux*. De là tant de discussions sur les maladies de la peau. Les uns les ont considérées comme secondaires; d'autres comme *symptômatiques* et d'autres enfin comme essentielles. C'est sans doute de cette différence de *phénomènes* et d'opinions que sont nées une foule de dénominations auxquelles les divers aspects d'une même affection paraissent avoir donné trop d'importance.

Aujourd'hui on considère généralement les *vices psoriques* comme des *phlegmasies organiques*. En général ces affections sont caractérisées par une rougeur plus ou moins étendue, parsemée de boutons ou pustules avec douleur et chaleur brûlante, précédée ou accompagnée de la fièvre, et se terminant par *desquamation ou dessication.*

Le printemps et l'été sont les deux saisons ou ces maladies sont généralement plus communes, mais aussi moins graves.

Parmi toutes ces affections *exanthematiques*, il en est qui sont communes à tous les animaux domestiques, d'autres sont particulières à certaines espèces; dans le nombre de ces affections, il en est qui prennent quelquefois les caractères *épizootiques*, d'autres sont *auzootiques* ou *sporadiques.* Quoique l'histoire de quelques-unes ( surtout dans les petits animaux ) nous laisse quelque chose à désirer, on pourrait cependant les diviser en contagieuses et non contagieuses; au nombre de ces affections, il en est qui n'ont ordinairement lieu qu'une seule fois dans la vie, comme la *clavelée;* d'autres se montrent plusieurs fois, telles que les *eaux aux jambes*, *les poireaux*, *les fics* ou *verrues*, *les dartres et la gale*, plusieurs cèdent à un traitement très-simple et à un régime convenable, d'autres résistent à tous les moyens possibles. Quoiqu'elles soient généralement très-faciles à reconnaître, elles ont quelquefois une ressemblance tellement frappante, qu'on peut s'y méprendre faute d'apporter toute l'attention nécessaire à leur examen.

Par exemple, nous avons certaines variétés de *dartres* que l'on peut prendre pour la *gale*;

celle-ci peut être confondue avec *l'ébullition.* On n'est pas bien fixé sur les altérations de texture de la peau ; *l'anatomie pathologique* n'a pas encore bien déterminé l'état *normal* du *derme;* aussi l'organisation de ce *tégument* a-t-elle plus d'une fois exercé la patience des *anatomistes* sans qu'ils aient encore pu s'accorder? Cependant, pour bien décrire l'état *morbide*, il faudrait connaître toutes les *lésions* dont chacun des *organes* peut être affecté. *L'anatomie vétérinaire* ne considère aujourd'hui, dans la texture de la peau, que le *derme* et *l'épiderme ;* ainsi le siège immédiat de toutes les *affections* de la peau est dans le premier *feuillet cutané*, c'est-à-dire, dans le *derme*; car *l'épiderme*, comme *pellicule inorganique*, ne peut devenir le siège d'aucune maladie, ou s'il y participe, dans ce cas, il se détache facilement, tombe en poussière ou en écailles, et ne tarde pas à être remplacé.

De toutes les maladies *cutanées*, il n'y en a pas de plus connue que la *gale.* Cette affection, essentiellement contagieuse, consiste dans *l'éruption* d'un grand nombre de petites *pustules* ou *vésicules*, légèrement élevées au-dessus du niveau de la peau qui se montrent sur diverses parties de cet organe, accompagnées de prurit. L'action de gratter cause d'abord chez les animaux comme chez l'homme un sentiment de plaisir, mais bientôt après une douleur non moins vive et très incommode; cette démangeaison précède presque toujours le développement des boutons.

*L'éruption* se montre plus particulièrement sur les parties les plus graisseuses, dans les endroits où la peau est le plus lâche. Cependant je l'ai bien souvent observée sur les côtés des jarrets, sur les côtes, au tronçon de la queue; elle se montre également sous le ventre, dans les plis des *articulations*, le long de l'épine, aux flancs, à la base des oreilles.

Les *vésicules* sont transparentes, contiennent un liquide *visqueux* et ne tardent pas à déterminer de petits *ulcères* dont la suppuration dure peu et finit bientôt par se *concréter* et tomber en poussière. Ces *pustules* parviennent rapidement à envahir une grande partie des tégumens; elles deviennent alors dures à leur base, elles se multiplient et se rapprochent avec célérité, de manière à former des espèces de plaques, quelquefois très larges. Ce *phénomène pathologique* se remarque plus généralement chez les sujets maigres et avancés en âge; chez eux la démangeaison est si forte que ces *plaques pustuleuses* sont presque toujours saignantes. Dans d'autres, la peau prend un aspect désagréable, elle s'épaissit considérablement, devient sèche et rugueuse au toucher.

Les boutons de la *gale* se multiplient avec divers degrés de rapidité; dans quelques sujets on les voit en très peu de temps couvrir la plus grande partie du corps; la démangeaison devient alors insupportable; dans d'autres, *l'éruption* a lieu d'une manière très-lente, à tel point qu'il s'écoule un espace de deux ou trois mois avant que les boutons se manifestent en grand nombre. Cette *phlegmasie éruptive* de la peau, qui est extrêmement connue, a, dans certains cas, une grande analogie (ainsi qu'il a été déjà dit,) avec les affections *dartreuses;* cependant on les distingue en ce que la *gale* offense moins généralement la peau que les *dartres* et n'occasionne pas constamment, comme cette dernière affection, la chûte complète des poils. Cependant le frottement de la partie malade est quelquefois tellement violent, qu'il y forme des plaques étendues, dénuées de poils, et lui donne la plus grande ressemblance avec une affection *dartreuse*, mais la différence existe toujours en ce que les bords des *ulcères* de la *gale* sont circonscrits et élevés; en outre, on trouve généralement dans ces *pustules* un insecte nommé *acare* (acarus) ou *ciron* de la *gale.* Cependant il ne se rencontre pas dans tous les chevaux affectés de cette maladie; bien des fois, malgré tous mes soins et les recherches les plus exactes, je n'ai pû parvenir à découvrir cet insecte, ce qui me porte à croire que toutes les *pustules galeuses* n'en ont pas. Au reste, sa présence ou son absence n'influent aucunement dans le traitement à employer, et dans tous les cas, la gale n'en est pas moins contagieuse. On a voulu distinguer plusieurs sortes de *gale*, telles qu'une gale humide et une autre sèche. Ce sont des variétés plutôt que des espèces différentes, car elles sont le résultat de la différence du tempérament, de l'âge de l'individu, de l'ancienneté de la maladie et non de la diversité des principes morbifiques. J'ai eu occasion de remarquer, dans toutes ces nuances, plus de trente chevaux *galeux* appartenant au 6.ᵉ régiment de Dragons, en garnison dans le département.

On a aussi distingué trois autres espèces de *gale* : la *gale* par *acares*, la *gale organique* et la *gale symptômatique*, mais cette distinction n'est pas facile à faire ; c'est à tout hasard vouloir multiplier les espèces et compliquer sans nécessité l'histoire de cette maladie.

Tous les animaux sont sujets à la *gale*; mais le *cheval*, le *mouton*, le *chien* et le *chat*, en sont plus souvent affectés que *l'âne*, le *mulet*, les bêtes *bovines* et le *cochon*. Chez ces premiers la maladie est toujours beaucoup plus opiniâtre que chez les autres espèces, quoique les caractères essentiels soient les mêmes dans tous.

Quand la *gale* est ancienne, les *pustules* sont très-profondes aux plis de la peau, et recouvertes d'une croûte de matière desséchée qui a quelquefois plusieurs lignes d'épaisseur ; ces *phénomènes* se remarquent le plus particulièrement à la partie supérieure de l'encolure des chevaux :

j'ai toujours remarqué que cette *gale*, nommée *roux-vieux*, n'est pas plus rebelle que lorsqu'elle est moins invétérée, à moins que les sujets ne soient âgés et maigres. Dans ce cas seulement la maladie résiste de la manière la plus opiniâtre à tous les traitemens.

Dans la *gale du mouton*, la peau est rude, *tuméfiée* et couverte de petites *pustules*, particulièrement vers le cou, l'*épine dorsale*, les flancs, la face interne et supérieure des membres; ces animaux éprouvent beaucoup de douleur surtout quand la *gale* couvre le cou; les mouvemens de flexion de cette partie sont alors très-difficiles et l'animal marche comme si le cou n'était composé que d'une seule pièce; la laine tombe par mèches dans les endroits *galeux*, principalement quand ces animaux passent près des haies et des buissons.

Dans les *chiens*, les pustules commencent gégéralement sur la région *dorso-lombaire*, et insensiblement s'étendent vers la base de la queue et les flancs; elles se développent même quelquefois aux oreilles en forme de *chancres;* la peau du dos devient épaisse et presque toujours sanguinolente; la *gale* de ces animaux est en génêral plus opiniâtre que chez les *monodactyles*. Quand elle passe à l'état *chronique*, elle prend le nom de *rogne* ou *roux-vieux*. Le chien est également sujet à une autre *gale;* celle-ci est appelée *gale rouge*, les boutons en sont extrêmement petits, nombreux, et affectent généralement la face interne des cuisses, les avant-bras et le dessous du ventre. J'ai vu, sur quelques *chiens*, régner ces deux variétés de *gale*. J'ai également observé que les jeunes chiens sont plus sujets à cette *gale rouge* que les vieux, et que très-souvent cette maladie résiste chez eux à tous les moyens rationnels. Dans l'une et dans l'autre variété, la partie malade est rougeâtre par suite des frottemens continuels.

Chez les *chats*, le siège le plus ordinaire de la maladie est d'abord aux oreilles, au pourtour des yeux, au bout du nez et sur le dos; ensuite elle gagne insensiblement les quatre membres: les vieux chats sont généralement plus sujets à cette maladie que les jeunes.

Dans le *cochon*, c'est le plus particulièrement aux oreilles et à la face interne des cuisses, aux flancs et sous le ventre que les *pustules de la gale* se développent.

On attribue la *gale* à un très-grand nombre de causes, sans déterminer d'une manière précise le plus ou moins d'influence qu'elles peuvent avoir sur le développement de cette maladie. Quoiqu'on prétende que la *gale* n'est point comme une foule d'autres maladies soumise à l'influence des saisons, qu'elle survient dans toutes les circonstances de la vie, il est cependant facile de prouver que cette affection est bien plus commune au printemps que dans les autres saisons et qu'elle est même quelquefois périodique. J'ai observé, dans le cours de ma pratique, trois chevaux qui, pendant quatre ou cinq ans, en étaient affectés tous les étés ; les *pustules* commençaient à paraître à la partie supérieure et latérale de l'encolure, au garrot, sur les flancs et à la base de la queue. Chaque année ces chevaux ont subi un traitement; la maladie disparaissait; mais malgré tous les moyens de *désinfection* que l'on prenait et tous les préservatifs employés, la maladie ne se remontrait pas moins l'an après avec le même degré d'intensité que les années précédentes : ces chevaux, quoique avancés en âge, étaient dans un état d'embonpoint.

Cette *phlegmasie cutanée* tient à des causes différentes; les plus probables sont une mauvaise nourriture, un travail forcé, surtout la malpropreté de la peau, des habitations mal saines, et quelquefois une longue maladie antérieure dont la gale constituerait par conséquent ce qu'on a appelé une *crise;* l'exposition des animaux à l'influence de toutes les intempéries de l'*atmosphère.* Dans ce dernier cas la maladie peut prendre tous les caractères *épizootiques*, et alors elle attaque en même-temps ou successivement tous les animaux soumis à la même influence. Mais la cause la plus sûre et celle qui la propage de la manière la plus puissante, c'est la contagion; car on a souvent vu un seul cheval *galeux* communiquer la maladie à la plus grande partie des chevaux d'un régiment. Une transpiration arrêtée peut également contribuer à son développement; il ne serait pas bien difficile de croire que des animaux renfermés toute la nuit dans des écuries étroites, ensuite exposés pendant le jour à toutes les rigueurs de la saison, en passant tout d'un coup d'une température chaude à un froid excessif, ne fussent également exposés à contracter cette maladie. On croit que dans l'espèce *ovine*, les *moutons mérinos* sont plus exposés à la *gale* que ceux des autres races, à cause du tassé de leur toison. J'ai eu occasion de voir un assez grand nombre de troupeaux de mérinos, et jamais je n'ai remarqué que cette maladie fut plus commune chez eux que dans les races inférieures.

De tous les animaux domestiques, les chiens sont ceux qui sont le plus souvent affectés de la *gale*, et chez lesquels elle est le plus rebelle. Quelques auteurs ont prétendu en trouver la cause dans le défaut de transpiration de ces animaux.

Cette opinion est aujourd'hui rejetée, car il est bien prouvé que les chiens suent d'une manière sensible. On a également dit que la privation du *coït* était pour eux la cause de cette maladie; on croit aussi que la grande quantité de rats et de souris que prennent les chats contribue puissamment, chez ces derniers, au développement de cette affection. J'ignore jusqu'à quel point ces assertions sont fondées. On a dit que la *gale* se communique très-facilement entre les animaux de la même espèce, et non d'une espèce à une autre : je puis affirmer le contraire, car j'ai souvent vu des *ânes* et des *mulets* la contracter avec des chevaux galeux. J'ai également vû que l'homme n'est pas toujours éloigné de la gagner avec les animaux. M. Groognier, professeur à l'Ecole Vétérinaire de Lyon, cite dans le rapport de 1817, un fait dont je fùs témoin, qui prouve d'une manière évidente que, dans certains cas, la *gale* des chevaux peut se communiquer à l'homme. D'autres faits que je vais citer plus loin viennent également à l'appui de cette assertion.

La *gale* est en général une maladie peu grave quand elle n'est pas invétérée, mais, pour si légère qu'elle soit, elle ne cède jamais à des soins de propreté ni aux lotions *émollientes*, comme on a bien voulu le dire; elle exige un traitement dans toutes les formes, avec cette différence que, dans le principe du développement de la maladie, une seule application d'*onguent anti-psorique* suffit pour la faire disparaître, tandis que quand elle est invétérée, les trois et quatre *frictions* ne suffisent pas toujours pour en triompher. On a aussi prétendu que la *gale rouge* des *tétradactyles irréguliers* se guérit assez facilement, surtout lorsqu'elle est récente, et que le sujet est sain. Du reste, je puis affirmer d'une manière certaine que cette variété de *gale* est en général la plus opiniâtre, par conséquent la plus difficile à faire disparaître; il m'est très-souvent arrivé de la voir résister, quoique récente, à tous les traitemens possibles.

On voit quelquefois dans les chevaux que la *gale* reparaît plusieurs mois après le traitement.

Il est rare qu'un cheval meure de la *gale* quand il est soumis à un traitement convenable; mais quand des chevaux âgés, affectés de cette maladie, ne sont point soumis à un traitement et demeurent dehors nuit et jour exposés à toutes les intempéries, alors la maladie fait des progrès rapides et occupe, dans peu de temps, presque tout le corps de l'animal, qui dépérit chaque jour d'une manière sensible; il tombe dans un état de *marasme* complet et la mort en est toujours la suite. L'ouverture des animaux, que la *gale* a conduits à cet état, démontre ordinairement le *tissu cellulaire sous-cutané*, raccorni et d'un jaune foncé; la face interne de la peau, répondant aux endroits les plus affectés de *gale*, est d'un rouge noirâtre; les *viscères* de l'*abdomen* et même ceux de la *poitrine* sont flétris et déprimés; quelquefois on trouve des épanchemens séreux entre les deux plèvres et dans l'abdomen.

Le traitement curatif de la *gale* est très-simple; mais avant d'en faire usage, il convient d'assouplir la peau et de diminuer l'*irritation prurigineuse* par des *lotions* et des *fomentations émol-*

*lientes* souvent répétées dans la journée: quand la *phlegmasie cutanée* paraît avoir diminué d'intensité, on a recours à l'emploi local de l'*onguent antipsorique*.

La *gale* étant une affection très-contagieuse, la première chose à faire lorsqu'on l'aperçoit, est de séparer les animaux affectés de ceux qui ne le sont pas, afin de borner les progrès de la contagion; il convient surtout de ne pas panser les animaux sains avec les mêmes instrumens qui ont servi pour les malades; toutes les autres précautions seraient nulles si celle-ci n'était pas rigoureusement observée.

On a conseillé de ne pas négliger le traitement interne, on l'a même cru indispensable quand l'affection était ancienne; il est aujourd'hui bien prouvé qu'elle est simplement *locale*, et quel que soit le dégré d'ancienneté, les *purgatifs*, le régime *tonique*, les *exutoires* et les saignées sont absolument inutiles; au reste, l'expérience m'a toujours prouvé que ce traitement n'était d'aucune nécessité, et que les animaux que j'ai traités de cette maladie, ont presque tous été guéris par un simple *traitement local.*

La composition des *onguents antip-soriques* varie à l'infini; celui qui m'a toujours réussi est composé de parties égales de graisse de *porc*, de *mercure coulant*, de *fleur de soufre* et d'une vingtaine environ de *mouches cantharides* réduites en poudre. S[illegible]n l'ancienneté et l'opiniatreté de la maladie, je rends la préparation plus active en y ajoutant un peu de poudre de *racine d'hellébore*. Au contraire quand la maladie est récente, j'affaiblis le mélange en augmentant la proportion de la graisse et en diminuant les *cantharides*. Ce traitement est celui dont je fais toujours usage pour le cheval; il a toujours suffi. Pour les autres animaux dont la peau est plus sensible et moins épaisse, je fais usage du même traitement en observant d'en diminuer les parties *excitantes*. A l'égard des petits animaux, on emploie une foule de remèdes tous pris dans la classe des irritans. Quelques-uns sont même de violens poisons, tels que 1.° une *dissolution* d'une partie d'*arsenic* (acide arsénieux), six à sept de *couperose verte* (sulfate de fer) dans environ vingt litres d'eau; 2.° la *décoction de la racine d'hellébore noir ou blanc* avec des *feuilles de tabac*; 3.° l'*huile empireumathique*; 4.° l'*essence de thérebentine* avec un mélange de *suif*, *fleur de soufre*, *sel commun*, *poudre à canon* et *huile commune;* ensuite on lave tous les animaux avec une lessive de cendres. Tous ces remèdes sont encore employés de nos jours dans les campagnes pour le traitement des bêtes *ovines*.

Quand la gale est peu développée, il suffit alors (comme je l'ai déjà dit) d'appliquer une seule couche de cet onguent pour la faire disparaître; mais lorsqu'elle occupe une très-grande étendue du corps, il convient de ne frictionner le premier jour que les parties les plus malades et successivement les jours suivans les autres parties. De cette manière j'ai presque toujours guéri radicalement des chevaux très-*galeux* et très-maigres, sans qu'il en soit jamais résulté aucun danger. Les *frictions* que l'on fait avec cet *onguent* aux grands animaux doivent être assez fortes pour que la surface du *derme* présente bientôt un grand nombre de *vésicules* remplies d'une *sérosité* qui se *concrète* et forme des croutes qu'il faut laisser tomber d'elles-mêmes. Ces croutes s'en vont ordinairement huit à dix jours après les frictions; le bouchonnement et la brosse suffisent pour les faire entièrement tomber. On a souvent préconisé les traitemens intérieurs employés dans l'objet de prévenir, comme on dit, la rentrée de la *gale*. L'expérience, je le répète, prouve tous les jours que ce mode de traitement est parfaitement inutile, à moins que la *gale* ne soit accompagnée de tout autre maladie; alors la cure devient plus longue, le traitement exige des précautions afin de prévenir des accidens bien plus graves que la maladie elle-même.

La *gale* est essentiellement contagieuse; la nature de la contagion ne nous est pas bien connue; il convient néanmoins, après le traitement de désinfecter avec soin tous les harnais et surtout les instrumens qui ont servi au pansement de la main; enfin tout ce qui a servi aux animaux affectés de la *gale.* Tous ces objets peuvent recéler pendant plus ou moins de temps des *acares* ou des œufs de ces *insectes parasites* et communiquer par ce moyen la *gale* à des animaux sains; il convient par conséquent de nettoyer avec le plus grand soin ce qui a servi avant et pendant le traitement. C'est sans doute à la négligence de ces précautions que nous devons en partie attribuer la propagation de cette maladie. Il n'est pas nécessaire (quoiqu'on en dise) que le contact de la peau de l'animal sain avec celle de l'animal malade ait lieu pour établir la contagion; elle peut également exister par contact médiat, c'est-à-dire, quand les objets qui ont servi à des chevaux *galeux* sont mis en rapport avec les chevaux sains.

La *gale* a régné dans le *département des Basses-Pyrénées* avec tous les caractères *épizootiques* sur les *monodactyles*, mais beaucoup plus particulièrement sur les chevaux. Cette maladie a commencé à se manifester dans le commencement du mois de janvier 1836; elle a duré à peu près pendant huit mois; elle se montra tout d'un coup dans presque toutes les communes du département et sur un très-grand nombre d'animaux à la fois; cette prompte invasion et la nature commune des causes, me la firent envisager comme une *gale épizootique.* Cet exemple n'est pas le seul, on en a observé d'autres; nous voyons qu'un des plus anciens historiens, *Tite-*

*Live*, qui a laissé quelques fragmens sur les maladies *épizootiques*, parle d'une *gale* qu'on observa dans *Rome* sur l'homme et les animaux, quatre cent vingt-quatre ans avant *Jésus-Christ*, et qui survenue à la suite d'une sécheresse générale fit périr un très-grand nombre d'animaux. Cette maladie a été aussi observée et avec les mêmes caractères par le docteur *Paulet.*

La *gale épizootique* a été également observée dans les armées françaises pendant la révolution de 89; presque tous les chevaux de cavalerie étaient couverts d'une *gale épizootique*, ce qui fut la cause de la réforme d'un très-grand nombre. Il paraît même que non-seulement elle se communiquait aux animaux de la même espèce, mais que l'homme n'en était pas à l'abri; car d'après le rapport de *Gohier*, plusieurs élèves de l'*Ecole d'Alfort* la contractèrent en disséquant de ces chevaux.

Le peu de succès obtenus par tous les empiriques de ce département dans le traitement de cette maladie n'a pas peu contribué à la propager et à la rendre par conséquent beaucoup plus rebelle; l'insouciance des propriétaires dans le début de la maladie, leurs habitudes routinières et leur esprit d'égoïsme ont également contribué à la perte d'un très-grand nombre d'animaux. Après avoir vainement épuisé tous les traitemens que leur imagination avait pu leur fournir, ils abandonnaient leurs chevaux dans les pacages communaux, et ces animaux ne tardaient pas à communiquer la maladie à ceux qui ne l'avaient pas.

### Origine et progrès de l'épizootie.

La *gale* attaqua tout d'un coup et comme par enchantement presque tous les chevaux maigres, mal soignés et exposés à des travaux pénibles; quelques mulets et quelques ânes, qui se trouvaient dans le même état, en furent également affectés. Cette maladie se montra en même-temps dans toutes les communes du département; tout le monde se plaignait de ses progrès et du peu de succès du traitement. Les *vétérinaires* voisins l'ont également observée et considérée comme *épizootique*. La maladie ne se borna pas aux chevaux maigres et de travail, elle se propagea bientôt parmi les chevaux bien soignés; et dans très-peu de temps j'en ai vu un grand nombre et en très-bon état être affectés de la *gale*, sans avoir en aucune manière communiqué avec des chevaux *galeux*. Plus de cinquante chevaux du 6.e régiment de dragons en furent tout-à-coup atteints, et sans les soins du *vétérinaire* en chef, presque tous les chevaux du régiment auraient éprouvé le même sort. J'ai aussi vu périr, de la *gale*, dans la même écurie, et dans l'espace de six mois, quinze chevaux et juments; à la vérité le propriétaire s'obstina toujours à ne faire usage que d'un traitement de son invention. Tous ces animaux maigrissaient considérablement; ils étaient mal soignés, mal nourris et faisaient un service très-pénible, presque continuellement dans l'eau pour charrier du gravier destiné à l'entretien des routes.

En général, tous ces animaux appartenaient à des gens peu aisés; leurs chevaux n'étaient jamais pansés, la nourriture était mauvaise, et depuis la fin du mois d'août jusqu'au mois de janvier, on ne leur donnait presque jamais que de la paille, les tiges, les feuilles et les sommités du maïs *(blé de Turquie)*; ajoutez à cela la grande malpropreté des écuries, qui offraient toutes en général, par leur *insalubrité* et leur mauvaise tenue, des chances au développement non-seulement des maladies *psoriques*, mais encore d'autres maladies *éptzootiques.*

La *gale* avait tellement fait de progrès, que pendant les mois de mars et avril, j'ai vu arriver aux marchés de *Pau* et d'*Oloron* jusqu'à cent cinquante chevaux ou jumens, quelques ânes et mulets affectés de cette maladie, et appartenant en général à des gens de la campagne; j'ai également vu en pareil jour des écuries très-vastes remplies de chevaux *galeux* et tous en général maigres et excédés de fatigue.

Non-seulement la *gale* se communiquait d'un animal d'une espèce à un animal d'une autre espèce, mais même de l'animal à l'homme; les faits que je vais citer plus loin, le prouvent d'une manière évidente. Cependant quelques auteurs se refusent à admettre la contagion de la *gale* d'une espèce à une autre, et cette opinion a même un très-grand nombre de partisans ; mais les observations rigoureusement constatées prouvent le contraire. Cette maladie attaquait indistinctement toutes les parties du corps ; elle paraissait cependant prendre de préférence dans son début les parties latérales du garrot, le pourtour des oreilles et la base de la queue ; l'animal éprouvait une démangeaison très-vive, suivie bientôt après de l'apparition de pustules fort rapprochées et très-nombreuses, vésiculaires à l'extrémité et dures à leur base.

Causes. — Les causes de cette maladie, de même que celles d'une foule d'autres affections, ne sont pas toujours bien connues ; mais dans cette circonstance j'ai lieu de croire que plusieurs causes ont également concouru au développement de cette *phlegmasie cutanée*. En premier lieu, les vicissitudes des saisons, les longues pluies froides que nous eûmes dans les mois de février, mars et avril, une neige abondante qui ne cesssa de tomber pendant les quatre ou cinq premiers jours du mois de mai, toutes ces intempéries furent suivies tout-à-coup de chaleurs insupportables qui durèrent, sans la moindre pluie, depuis la fin de mai jusqu'au mois de septembre ; ces alternatives d'humidité, de grand froid, de sécheresse et de fortes chaleurs, auxquelles les animaux se trouvent exposés, doivent être considérées comme les causes principales de la maladie. On peut y joindre en second lieu, la mauvaise habitude que l'on a dans le pays de nourrir les animaux soumis à un grand travail avec les alimens avariés ou de mauvaise nature, tels que les sommités de tiges de *maïs* et de la paille *moisie* ou *rouillée*, et de faire usage abondant du fourrage lorsqu'il vient d'être récolté. Indépendamment de cette mauvaise nourriture, ces animaux sont placés dans des écuries insalubres, mal tenues; la malpropreté, les travaux excessifs réduisent bientôt les animaux à un état de misère, d'épuisement, de faiblesse et de dépérissement extrême. La négligence des propriétaires qui n'eurent pas le soin de séquestrer les sujets malades favorisa la contagion; aussi dans peu de temps la *gale* fit-elle les plus grands progrès.

### Autopsies cadavériques.

Sur huit ouvertures que j'ai faites de six chevaux ou juments et deux ânes, morts de la *gale*, sans avoir subi le moindre traitement, les sept individus étaient dans un état de marasme complet. Ces *autopsies* m'ont démontré les *phénomènes* suivans : le *tissu cellulaire* était raccorni et d'une couleur jaunâtre; dans presque tous les chevaux, la face interne de la peau correspondant aux parties extérieures les plus affectées de la *gale*, était d'un rouge noirâtre; les *viscères* contenus dans la poitrine et le bas-ventre paraissaient flétris, l'*estomac* et l'*intestin grèle* légèrement *enflammés*. Tous ces animaux en général avaient un épanchement séreux entre les deux *plèvres*. J'ai également remarqué dans trois chevaux en particulier un épanchement *séreux à l'abdomen*.

L'ouverture de l'*âne* m'a offert les lésions suivantes : les *poumons* parsemés de *taches noirâtres*, *inflammation* et épaississement des *membranes séreuses* de la *cavité thorachique* avec un amas assez considérable d'une *humeur séreuse*, entre la *plèvre costale et la plèvre pulmonaire* ; les *gros vaisseaux* remplis d'un sang noir, l'*estomac*, *l'intestin grèle* et les *reins* très-enflammés, le *tissu cellulaire sous-cutané*, comme dans les autres animaux, d'un jaune foncé, et la face interne de la peau correspondant aux parties les plus affectées de la *gale* remplie de taches d'un *rouge foncé*, tirant sur le violet. Ce *phénomène* paraît être le seul en rapport avec cette affection. Quant aux autres *lésions*, elles ne paraissent point uniquement appartenir à cette maladie ; elles sont plutôt le résultat du *marasme* porté au plus haut degré, car ici l'irritation des *organes digestifs* ne proviendrait que d'un défaut d'action *élaboratoire*, occasionné par une nourriture malsaine et un travail forcé, d'où résulterait la *maigreur* et le *marasme*.

J'ai également fait l'ouverture d'un jeune

cheval et dans un état d'embonpoint, affecté de la *gale*, appartenant au 6.e régiment de dragons, qu'il fallut abattre pour cause de fracture du *tibia gauche*, produite par un coup de pied d'un autre cheval. Je n'ai observé, dans cette *autopsie*, que de *petites taches* d'un rouge foncé à la face interne de la peau correspondant au *garrot*, aux parties latérales et supérieures de l'encolure; du reste, tous les organes contenus dans les *cavités splanchniques* étaient dans un état de parfaite santé : cette observation me confirme dans mon opinion que les légères lésions des *organes digestifs* ne sont pas le résultat de la *gale*, que cette affection est essentiellement locale et qu'elle est entièrement indépendante de toute autre *affection*.

**Observation sur la contagion.**

A son invasion, cette maladie ne parût d'abord affecter que les chevaux maigres et exténués de fatigue, et, malgré la rapidité de ses progrès, elle provoquait fort peu l'attention des propriétaires qui, en général, n'y voyaient qu'une simple éruption. Mais ces progrès toujours croissans, et le peu de succès obtenus des moyens *hygiéniques*, leur firent enfin sentir la nécessité de consulter des *vétérinaires*. Un assez grand nombre de chevaux furent conduits chez moi; je fus également appelé dans différentes communes de l'arrondissement d'Oloron, pour combattre cette maladie, qui avait *affecté*, non-seulement les *chevaux*, mais encore quelques *ânes* et quelques *mulets*.

Cette *éruption* ne se borna pas aux *chevaux* maigres et de travail, elle se propagea bientôt parmi les chevaux bien soignés et dans un état d'embonpoint; elle ne tarda pas non plus à se communiquer du *cheval* à l'*âne* et au *mulet*. Voici quelques faits qui prouvent d'une manière évidente la *contagion* de la *gale* d'une espèce à une autre.

Première Observation. — Le 4 février 1836, il me fût présenté un petit cheval, de la petite race des Landes, *bai* clair, âgé de huit ans, appartenant à un marchand de plâtre de la commune de Sarrance (vallée d'Aspe). Ce petit cheval était affecté d'une *gale invétérée* qui avait résisté à plusieurs traitemens insignifians. La position du propriétaire ne lui permettait pas de laisser son cheval dans une infirmerie; je lui prescrivis un traitement convenable, qu'il suivit avec le plus grand soin. Huit jours après, ce même propriétaire me présenta deux *ânes*, également affectés de la même maladie. J'appris de lui que ces deux animaux avaient constamment co-habité avec le *cheval galeux*. Tout prouvait jusqu'à l'évidence que ces deux *ânes* avaient contracté la *gale* avec le *cheval* malade.

Ces trois animaux furent mis en traitement et guérirent bientôt.

II.[e] Observation. — Un voiturier acheta dans le mois de mars suivant un *mulet* âgé de six ans, couvert de *gale*, qu'il croyait n'être affecté que d'un fort échauffement. Cet animal communiqua la *gale* à quatre chevaux composant le train du voiturier. Le traitement fut très long et difficile; la *gale* se montra rebelle et très-opiniâtre; elle ne céda qu'après quatre mois de persévérance.

III.[e] Observation. — Dans le mois de mai 1836, il me fût présenté deux *chevaux galeux* appartenant à un roulier de Lestelle. Je prescrivis un traitement convenable, et j'engageai le propriétaire à séparer ces animaux du reste de son train, lui faisant connaître combien il importait de nettoyer les *harnais*, et surtout les instrumens qui avaient servi au pansement de la main, afin de prévenir autant que possible la propagation de la maladie. Soit que mes conseils aient été peu suivis, ou que la contagion eût déjà fait ses ravages, tout le train, composé de *quatre chevaux* et deux *mulets*, fut bientôt *infecté* d'une *gale*, qui néanmoins céda facilement au traitement ordinaire.

Désirant confirmer mon opinion par quelques essais, je me livrai aux expériences suivantes.

1.[re] Expérience. — Le 1.[er] février 1836, j'achetai un jeune cheval de 3 ans affecté d'une *gale invétérée*, et dont le corps étant entièrement couvert de *pustules* très-rapprochées et très-nombreuses, ne formait qu'une *couche d'écailles,* sous lesquelles on remarquait fort distinctement les *acares insectes* extrêmement petits, à corps ovale blanchâtre, qui, vus au microscope, paraissaient munis de huit pattes d'un rouge foncé. Le jour même de l'acquisition, je fis placer le cheval dans une petite écurie avec deux ânes et un mulet, tous en liberté, afin qu'ils fussent presque toujours en contact avec le cheval. Cinq jours après leur cohabitation, un des *ânes* commença à éprouver une forte démangeaison, laquelle fut bientôt accompagnée du développement de petites *pustules* dures à leur base et *vésiculaires* à leur sommet; ces *pustules* se montraient d'abord de chaque côté de l'encolure, au *garrot* et au pourtour des oreilles; elles se multiplièrent avec la plus grande rapidité. Malgré toutes les recherches et toute l'attention possible, nous ne pûmes jamais découvrir sur cet animal la présence de l'*acare* : les deux autres animaux, après douze jours, ne ressentirent pas la moindre altération à la peau.

2.ᵉ Expérience. — Le 15 du même mois, ces deux animaux *galeux* furent mis dans la même écurie avec deux nouveaux *mulets* et un *âne*. Après six jours d'épreuves, l'un des *mulets* commença d'éprouver une démangeaison très-forte, qui fut bientôt suivie de tous les *symptômes essentiels de la gale ;* je remarquai dans quelques *pustules* la présence de l'*acare*. Les épreuves avec les autres animaux furent sans succès.

3.e EXPÉRIENCE. — Je recueillis autant qu'il me fut possible, sur les animaux *galeux*, toutes les *croutes* ou *écailles* et toute la poussière de leur peau, que je mis sur deux *chiens*, deux *chats*, deux *cochons* et un *lapin*, sans obtenir le moindre résultat. Le 20 mars suivant, le jeune *cheval galeux* mourut dans un état complet de *marasme*; l'*autopsie* n'y démontra que ce que j'avais déjà remarqué dans les autres ouvertures, c'est-à-dire le *tissu cellulaire raccorni* et d'un jaune foncé; la face interne de la peau d'un rouge noirâtre; les *viscères de la poitrine* et de l'*abdomen flétris et déprimés* sans la moindre apparence d'*inflammation*. Les deux animaux qui avaient servi aux expériences et contracté la maladie furent soumis à un traitement, et une seule application d'*onguent antipsorique en frictions* suffit pour la faire disparaître.

Non seulement cette maladie s'est communiquée (ainsi que je viens de le démontrer) d'une espèce à une autre, mais même de l'animal à l'homme.

**Observation sur la contagion de la gale de l'animal à l'homme.**

Au mois de février 1836, un escadron du 6.e dragons se trouvait détaché à Oloron; le capitaine commandant privé du *vétérinaire* du régiment qui se trouvait au chef-lieu du *département* avec les autres escadrons de guerre, me pria de vouloir porter mes soins à quinze ou seize chevaux *galeux* appartenant tous au même peloton. Après avoir traité les chevaux pendant trois jours, un maréchal-des-logis et trois dragons éprouvèrent une forte démangeaison sur presque tout le corps, suivie bientôt du développement de petites *pustules arrondies*, grosses comme un grain de millet, dures et rouges à leur base, *vésiculaires* et *transparentes à leur sommet*, situées à la *face dorsale des mains*, entre les doigts, à la face *palmaire du bras* et au devant de la poitrine. Cette maladie fut reconnue par des médecins; les militaires furent soumis à un traitement convenable, qui produisit un bon résultat.

Un commis chez un négociant d'Oloron fut chargé de soigner un cheval propre au trait, *gris sale*, âgé de 10 à 11, affecté de la *gale*; dans peu de jours le jeune commis gagna cette maladie, qui se montra avec tous les signes *caractéristiques* aux mains et aux bras, et fut également reconnue par des gens de l'art.

Un propriétaire de la commune de Rébénacq acheta au mois de mai suivant, à la foire d'Oloron, un jeune cheval affecté d'une *gale invétérée;* peu de jours après, le propriétaire éprouva une forte démangeaison aux mains et aux bras; les *pustules* ne tardèrent pas à se montrer dans ces endroits, et presque immédiatement son domestique éprouva les mêmes *symptômes*, qui ne permirent pas de méconnaître l'existence de cette *phlegmasie* : aucune autre personne ni les bestiaux de la propriété n'éprouvèrent ces effets.

La *gale* de ces personnes fut extrêmement rebelle et ne céda qu'aux moyens les plus énergiques. Il y a des personnes qui ne croient pas à la *contagion de la gale* d'une espèce à une autre; cependant des faits bien constatés et que l'on voit se renouveler chaque fois que l'on y porte l'attention convenable devraient au moins balancer leur opinion et ces observations (je le répète) bien constatées. ne devraient pas être considérées comme des exceptions bizarres à la règle générale.

Traitement. — Comme la *gale* était très-contagieuse, je m'empressai de séparer les animaux *affectés* de ceux qui ne l'étaient pas. Il fut rigoureusement observé de ne pas faire usage pour les chevaux sains des instrumens qui servaient pour les animaux malades; défense fût faite aux personnes chargées du soin des animaux malades de communiquer avec les chevaux sains; il fût prescrit d'éloigner tout ce qui pouvait contribuer aux progrès de la contagion. Une fois ces moyens observés, je fis usage d'un simple traitement curatif; mais, avant de l'employer, je pratiquai des *lotions* et des *fomentations émollientes*, souvent répétées dans la journée, sur toutes les parties *galeuses;* quand la peau parût assouplie et que la *phlegmasie cutanée* eût, par ce moyen, diminué *d'intensité*, j'employai les *frictions de l'onguent antipsorique*, dont j'ai déjà fait connaître la composition. Une seule application me suffisait presque toujours pour faire disparaître une *gale* peu développée, mais quand elle était ancienne et qu'elle occupait une grande étendue du corps, je *frictionnais* le premier jour les parties les plus *affectées* seulement, et les jours suivans le reste du corps. Il m'est quelquefois arrivé, surtout quand *l'affection* avait fait de grands progrès, de répéter plusieurs fois les frictions pour obtenir un bon résultat. Avec des soins et de la persévérance, j'ai radicalement guéri plus de cent animaux que j'ai soumis à ce simple traitement local.

En général, le lendemain des *frictions*, la démangeaison disparaissait entièrement dans quelques chevaux; dans d'autres, elle persistait et nécessitait de nouvelles *frictions;* toute la surface du *derme frictionnée* présentait bientôt après un assez grand nombre de *vésicules* remplies d'une *sérosité* qui se *concrétait* et qui tombait d'elle-même, huit à dix jours après; le bouchonnement et la brosse achevaient de les enlever. Il m'est quelquefois arrivé de voir renaître la maladie deux et trois mois après qu'elle m'avait paru radicalement guérie. Je renouvelais les mêmes *frictions*, et ces animaux finissaient par en être entièrement débarrassés.

J'ai eu soin pendant tout le traitement, de donner aux animaux une bonne nourriture et de les tenir dans la plus grande propreté. Ces moyens auxiliaires sont indispensables pour assurer les succès du traitement.

Quand les animaux me parurent entièrement guéris, je fis nettoyer tout ce qui avait pû être employé pendant le traitement, tels que harnais, couvertures, instrumens de pansement, enfin, tout ce qui pouvait recéler des *acares* ou des œufs de ces *insectes*, capables de renouveler la maladie. Le caractère *épizootique* de cette affection a fini par disparaître après huit mois environ d'existence.

### Observation sur un cheval affecté du crapaud.

Un cheval de race Bretonne, *baie cerise*, âgé de sept ans, de la taille d'un mètre quarante-huit centimètres, d'une forte constitution, dans un état d'embonpoint convenable, d'un *tempérament irritable*, appartenant à M. Piolet, docteur en médecine, chirurgien-major au 14.e régiment de chasseurs à cheval, en garnison à Oloron, département des Basses Pyrénées.

Renseignemens. — M. Menot, médecin-vétérinaire en chef au même régiment, me rapporta que, depuis environ un an, le cheval était affecté du *crapaud;* que l'*ulcère* avait commencé par affecter les pieds postérieurs; que lui, Menot, l'avait déjà opéré à différentes reprises, et qu'il avait fait usage de tous les moyens *rationnels* propres à combattre cette maladie, mais que tous ces essais avaient été infructueux; quand un pied paraissait guéri, il voyait tous les *phé-*

*nomènes morbides* augmenter aux autres pieds de la manière la plus rapide. Découragé par le peu de succès obtenu pendant un an de traitement, il fit réformer le cheval, qui fut acheté par M. Piolet. Celui-ci me déclara en avoir fait l'acquisition dans l'intention de le soumettre à de nouveaux essais. A cet effet, je fùs chargé, tant par le propriétaire que par le vétérinaire du régiment, d'en entreprendre le traitement. Les soins, les précautions, la grande persévérance qu'exige un pareil traitement, et surtout le peu de succès obtenus par M. Menot, dont le talent et le mérite sont justement appréciés, m'auraient fait renoncer à une pareille entreprise; mais les instances de ces Messieurs, le désir de m'instruire, l'espoir de réussir, inspiré par les heureux résultats que j'avais obtenus dans le traitement de pareilles maladies, me décidèrent à entreprendre cette guérison. En conséquence, le cheval entra dans mon infirmerie le 15 février 1835.

État de l'animal. — Trois pieds, dont un antérieur, le droit, étaient affectés du *crapaud*, mais à un degré de gravité différent. Le pied droit postérieur avait acquis un tiers de son volume ordinaire; les talons étaient fort écartés; la *paroi* paraissait saine extérieurement; la *couronne* était *tuméfiée* et un *engorgement* assez considérable de la jambe se fesait remarquer. L'appui du pied n'était plus marqué que sur la *pince*; non seulement l'*ulcère rongeant*, *squirrheux* avait détruit la *fourchette*, la *sole* de *corne* et *les arcs-boutans*, mais encore le *coussinet plantaire* et *le tissu villeux* (*chair de la sole*) avaient même entièrement perdu toute leur *organisation*, et le tout était remplacé par d'*énormes végétations fougueuses*, *fibreuses*, blanchâtres, de nature *cornée* à l'extrémité, ressemblant à un *fic*, ce qui a probablement mérité à cette affection le nom de fic à la *fourchette*, que lui ont donné quelques auteurs. De ces *excroissances molasses* les unes pénétraient par leurs racines jusqu'à l'*expansion pyramidale* du *tendon perforant*; les autres s'insinuaient vers les *talons* au-dessous de la *paroi* et avaient également détruit une partie des *feuillets* de la *chair cannelée*; l'*ulcère* fournissait un *écoulement* assez abondant d'une *sérosité ichoreuse* et d'une odeur insupportable. Les *altérations pathologiques* du pied droit antérieur n'étaient pas aussi sensibles; cependant les *végétations fougueuses* n'en avaient pas moins détruit toute la *substance cornée*, soit de la *fourchette*, soit de la *sole*, et même une grande partie des *arcs-boutans*, le *coussinet plantaire*, la *sole de chair* étaient en partie *désorganisés* et n'offraient qu'une masse de *végétations indolentes* et *spongieuses*, dont les *racines* pénétraient comme dans l'autre pied jusqu'au *tendon flechisseur*, et même dans la *chair cannelée* de la *paroi* de chaque côté des talons. Ceux-ci étaient aussi plus écartés que dans l'état naturel; il suintait également de cette *tumeur fibreuse* une *sérosité grisâtre ichoreuse* extrêmement *fétide.*

Quoique le pied gauche postérieur fut moins altéré que les autres, la *fourchette* était totalement détruite, le *coussinet plantaire boursoufflé* et en partie désorganisé; l'*ulcère* commençait à s'étendre vers les talons, une *matière âcre* et *fétide* tenait toujours humide le dessous du pied; outre que l'animal boitait considérablement du pied droit postérieur, il éprouvait dans les autres membres malades de la gêne et de la raideur; il se couchait très-souvent dans la journée; du reste il paraissait jouir d'une bonne santé.

**Causes.** — M. Menot croit, et je suis de son avis, que les *causes* qui ont le plus contribué au développement de cette *affection* sont la malpropreté et l'humidité des écuries de certains cantonnemens où l'on était forcé de mettre les chevaux à défaut de localités convenables. L'action de ces *causes* long-temps continuée peut fort bien avoir déterminé une *irritation* primitive au *tissu réticulaire* de la partie affectée; de là, le développement de la maladie.

L'incurabilité du *crapaud* ne provient pas toujours de son ancienneté et de son degré de gravité; on sait que cette maladie exige une longue persévérance de traitement; très souvent les frais qu'elle occasionne sont au-dessus de la valeur réelle de l'animal, et presque tous les propriétaires sont plutôt d'avis d'abandonner la bête que de supporter la dépense; alors peu de vétérinaires sont en position de faire de grands sacrifices, uniquement dans l'intérêt de la science. En supposant que le propriétaire veuille en supporter les frais, le traitement exige, outre sa longueur, des précautions, des soins et une persévérance qui finissent souvent par lasser le vétérinaire le plus dévoué à son état. Il est surtout découragé quand il croit avoir obtenu la *cure* complète, de voir la maladie se renouveler avec la plus grande rapidité.

L'opération indispensable du *crapaud* se pratique de plusieurs manières; la plus convenable et la seule qui puisse donner quelques succès ne peut être confiée à une main timide; le meilleur procédé, pour ne pas être obligé d'y revenir plus tard, consiste à pénétrer avec l'instrument tranchant aussi profondement que possible et détruire, tant par le fer que par le feu, l'extrémité des *racines des substances végétatives*, sans craindre qu'une inflammation trop intense ne se propage dans l'intérieur du pied et ne produise des *désorganisations* graves.

Si l'opération est indispensable pour cette maladie, les précautions à prendre dans les pansemens ne sont pas moins nécessaires, car c'est de là que dépend souvent le succès du traitement.

Traitement. — Le cheval fut mis à une nourriture modérée, mais de bonne qualité, à l'eau blanchie avec de la farine d'orge, et quoique la maladie ne fut point consécutive d'aucune autre affection, je crus convenable de passer deux *sétons animés* aux fesses et deux autres au poitrail, en faisant précéder l'opération de quelques *lavemens émolliens.* Toutes mes opérations ont été faites en présence de MM. Piolet et Menot. Le 20, je commençai par opérer le pied droit postérieur comme le plus malade; après avoir paré toute la partie libre de la *paroi*, j'ajustai *un fer à dessolure* très-léger, et tout étant disposé pour l'appareil, j'abattis le cheval d'une manière convenable, je plaçai une forte ligature dans le *paturon* de manière à comprimer les vaisseaux, afin d'opérer sans effusion de sang et pour mieux voir les parties à inciser, je m'armai d'une *feuille de sauge* et j'enlevai toutes les *productions végétatives fibreuses et filandreuses* qui se trouvaient à la place du *coussinet plantaire* du *tissu villeux* et qui pénétraient dans la *chair cannelée.* Vers le pourtour des talons, les *filamens des racines* s'insinuaient jusqu'à l'*os du pied* et jusqu'au *tendon fléchisseur ;* je *cautérisai* assez profondement toute la place de la plaie qui résultait de l'opération, ensuite j'attachai le fer et défis la ligature du paturon. Le premier pansement fut fait avec des *plumasseaux imbibés d'eau saturée de sel commun* graduellement arrangés et disposés de manière à établir partout une compression égale et un peu forte par l'usage des *éclisses*. Certaines circonstances obligent quelquefois de rapprocher les pansemens, mais à moins de nécessité absolue, il convient de les éloigner autant que possible; ceux-ci furent fixés à dix jours d'intervalle.

Le 2 mars, je levai l'*appareil*. La *suppuration* était établie; la plaie, dans certains endroits, était blanchâtre et un peu *bourgeonnée;* dans d'autres d'une couleur brune tirant sur le noir*;* une *pellicule blanchâtre* s'était formée dans quelques points. Je recouvris toutes les petites *fongosités* avec des *plumasseaux* chargés d'*égyptiac* et le reste de la plaie avec des *plumasseaux à sec*; les bords des talons et la *couronne* furent frictionnés avec du *vin aromatique*; du reste, je replaçai l'*appareil* comme au premier pansement en observant d'égaliser sur tous les points la compression.

Le 12, là suppuration était très-abondante et louable. La plaie, quoique de bonne nature, offrait dans certains points de sa surface des *granulations rougeâtres*, arrondies, qu'on désigne sous le nom de *bourgeons charnus*; je les cautérisai fort légèrement et replaçai l'appareil en continuant l'usage de l'*onguent égyptiac* et en observant, comme dans les pansemens précédens, d'éviter les *compressions partielles, inégales* ou bien trop fortes.

Le 22, l'engorgement de l'extrémité avait disparu presque entièrement; toute la surface de la plaie était couverte d'une *corne dégénerée* molle et blanchâtre; on observait encore sur divers points quelques petits *bourgeons charnus;* je me contentai de refaire *l'appareil* sans toucher nullement à la plaie.

Le 1.er avril, le cheval fesait l'appui sur le pied et paraissait ne pas éprouver de douleur en marchant; je levai *l'appareil.* Une corne molle, mais de bonne nature, recouvrait toute la surface de la plaie; la régénération de la *paroi* près du *bourrelet* reprenait sa forme primitive, c'est-à dire, beaucoup moins évasée que le bord inférieur; le pourtour de l'*os du pied* se détachait de la paroi d'environ un demi-pouce et toute la *chair feuilletée*, correspondant à cette partie, était couverte d'une couche de nouvelle corne; la nature agissant pour rétablir le pied dans sa grosseur *normale,* le débarrassait de toute la partie inférieure de la paroi devenue trop large par les progrès de la guérison.

Le pied fut pansé avec de la *thérébentine*, et l'on mit dans l'appareil le même ordre que pour les pansemens précédens.

Le 11, l'état du pied donnait tout espoir de guérison; la *régénération de la corne* de bonne nature s'effectuait assez régulièrement et l'animal n'éprouvait plus la moindre douleur dans cette partie.

Je fis l'opération au pied gauche postérieur qui se trouvait moins affecté que les autres, M.

Piolet se réservant de traiter plus tard le pied droit antérieur au moyen d'un *caustique*, sans pratiquer l'opération ; je procédai, à l'égard du second pied, de la même manière que pour le premier, en faisant également usage pour le premier pansement de l'*eau très-saturée de sel commun*, et en observant surtout les mêmes règles dans l'appareil.

Le vingt-un, la suppuration était bien établie et d'une nature louable, la plaie blanchâtre, quelques *fongosités* paraissaient vouloir se former au *coussinet plantaire* et vers les talons. Ces *productions végétatives* furent *cautérisées* aussi profondément que possible; du reste, même traitement.

Le pied droit allait de mieux en mieux, la corne se régénérait d'une manière uniforme et reprenait insensiblement sa solidité et sa forme naturelle.

Le premier mai, la suppuration avait sensiblement diminué et la plaie commençait à se recouvrir de la circonférence au centre par la nouvelle corne. Le traitement fut le même; j'ajoutai pour le pied droit un fer léger à éponge réunie.

Le onze, la plaie était entièrement couverte et tout annonçait une prompte guérison; même traitement.

Le quinze, M. Piolet, voyant que les deux pieds postérieurs allaient de mieux en mieux, voulut, malgré mes observations, entreprendre le traitement du pied droit antérieur dans lequel les progrès du mal avaient été fort rapides depuis le commencement du traitement des pieds postérieurs. A cet effet, M. Piolet employa sans ménagement l'*acide arsénieux ;* il en mit non-seulement sur toute la surface de l'*ulcère*, mais il en fit pénétrer une assez grande quantité aussi profondément que possible dans tous les *interstices des végétations fongueuses ;* il couvrit ensuite la plaie avec des étoupes et un morceau de toile écrue, le tout maintenu au moyen d'une simple ligature au *paturon*. Le lendemain et le surlendemain, M. Piolet réitéra l'application du même *caustique*.

Le 18, le cheval était dans les plus vives douleurs, éprouvait de violentes *coliques*; aucune position ne lui était favorable. Il se couchait et se relevait à chaque instant, exécutait des mouvemens désordonnés, avait le *pouls dur et plein ;* les souffrances qu'il éprouvait occasionnaient des *contractions nerveuses*, son pied droit antérieur était continuellement en l'air et porté en avant ; de temps en temps cette jambe s'agitait en des mouvemens *spasmodiques*. Toutes les *productions végétatives de l'ulcère* étaient très-profondément désorganisées ; on eût dit que le *cautère* actuel y avait été passé à différentes reprises ; les talons s'étaient tellement rapprochés l'un de l'autre qu'ils ne laissaient presque pas d'intervalle.

Nul doute que l'*acide arsénieux* appliqué sur l'*ulcère* eût non-seulement produit une *irritation très-intense* au pied, mais qu'il n'eût été *absorbé* et transporté *par la circulation* soit dans l'*estomac*, soit dans l'*intestin* où il avait déterminé une *phlegmasie très-aigue*. J'eus d'abord recours aux *boissons mucilagineuses très-adoucissantes* de *guimauve* et de *graine de lin* administrées tièdes, souvent et en petite quantité. A des *vapeurs aqueuses dirigées sous l'abdomen*, d'heure en heure, un lavement *émollient* fut administré; deux saignées de trois livres chacune furent pratiquées dans la journée. Le soir, l'intensité des *symptômes* diminua, le *pouls* était plus calme et l'animal resta couché toute la nuit.

Le 19, mieux sensible; le cheval cherchait à manger; il ne se tenait que sur trois jambes. Même traitement à l'exception des saignées; le même régime *diététique* fut observé.

Le 20, mieux continué; mais la bête souffrait considérablement du pied droit antérieur; ceux de derrière étaient parfaitement guéris. Je permis qu'on lui donnât un peu de menue paille et pour boisson de l'eau tiède blanchie avec de la farine d'orge.

Le 21, même souffrance au pied; l'animal restait presque toujours couché. Malgré le peu d'espoir qu'offrait l'état du pied, je me décidai à faire l'opération, après avoir assujetti convenablement le cheval et pris à l'égard de ce pied les mêmes précautions que pour les autres. J'enlevai avec la *feuille de sauge* toutes les parties *mortifiées* par l'effet du *caustique*, c'est-à-dire tout le *coussinet plantaire*, *la chair de la sole* (ou *tissu villeux*). Je m'aperçus que l'*acide arsénieux* avait porté ses ravages non-seulement jusqu'à l'*expansion pyramidale* du *tendon perforant* qui se trouvait dans un état presque complet de *mortification*, mais même jusqu'au dernier *phalangien*, dont une grande partie de la face *inférieure ou plantaire de l'os du pied* était à nu et d'une couleur noirâtre, qui plus tard s'est convertie en deux fortes *nécroses*. Après avoir appliqué un fer convenable, j'ai pansé avec des *plumasseaux chargés de teinture d'aloës* toutes les parties *mortifiées* et le restant de la plaie avec de l'*onguent égyptiac ;* tous les autres *plumasseaux graduellement arrangés*, une compression unie moins forte qu'aux autres pieds a été pratiquée ; du reste l'animal allait beaucoup mieux. Il fut insensiblement soumis à un régime plus nourrissant.

Le 1.er juin, toute la circonférence du *tissu villeux* était recouverte d'une couche de nouvelle corne, mince, molle et d'une couleur blanchâtre ; la portion *osseuse nécrosée* offrait une surface d'une couleur noirâtre ; les parties molles environnantes étaient *tuméfiées* et d'une couleur rouge *violacée ;* elles s'avançaient sur la portion *exfoliée de l'os* sans y adhérer ; la suppuration était abondante, *sanieuse* et d'une odeur insupportable, la portion *mortifiée de l'expansion pyramidale du tendon perforant* était d'une couleur verdâtre, et rien n'annonçait encore son *exfoliation*, qui du reste est très-longue à venir, de même que les *pièces nécrosées* sont long-temps à se dégager de leurs *adhérences*. Tous les moyens imaginables proposés dans l'intention de hâter la séparation des *pièces osseuses frappées de mort*, peuvent devenir très-nuisibles; il convient d'attendre l'effet du travail de la nature. Je crus observer que l'usage des *substances irritantes*, au lieu de faciliter l'*exfoliation* augmentait l'*éréthisme des tissus;* je pansai la plaie avec du *digestif très-doux*.

Le 5, le cheval éprouvait à peu près les mêmes so uffrances au pied; il resta couché une grande partie de la journée, la suppuration était toujours très-abondante, les partie *mortifiées de l'os et du tendon* n'offraient pas encore la moindre apparence d'*exfoliation;* les parties *molles environnantes* étaient toujours d'une couleur *rougeâtre violacée;* même traitement.

Du 5 au 20, même boiterie; le *travail morbide* semblait arriver à son dernier période; la *nécrose* se partagea en deux portions égales, chacune de l'étendue d'une pièce d'un franc et à peu près du double de son épaisseur; la portion interne était un peu vacillante, sans que pour cela elle cédât à l'action des *pinces;* la *portion mortifiée du tendon* commençait également à se dégager de son insertion sur la *petite crête semi-lunaire de la face inférieure de l'os du pied.* Je continuai l'usage du *digestif.*

Du 25 au 30, le cheval commença à faire l'appui sur la *pince;* la suppuration fut moins abondante. Je parvins à extraire, sans beaucoup d'efforts et sans opérer le moindre délabrement, la portion *nécrosée* située du côté interne; la portion externe commençait également à perdre de son *adhérence;* l'*exfoliation du tendon* se faisait plus lentement; je continuai le même traitement.

Le 10 juillet, j'enlevai très facilement l'autre *pièce osseuse* qui était à peu près de la même dimension que la première; l'*exfoliation du tendon* était plus retardée; cependant la partie inférieure de la portion *mortifiée* était entièrement détachée. J'employai les mêmes moyens *curatifs.*

Le 20, la *claudication* fut moins prononcée; les parties de l'*os du pied* que les *nécroses* avaient mises à nu étaient tout-à-fait recouvertes par la *régénération de la corne;* le travail de l'*exfoliation tendineuse* était terminée; la portion que j'enlevai avait un pouce et demi de longueur sur trois-quarts de largeur. A compter de ce jour les progrès de la guérison furent sensibles. A mesure que le pied reprenait de la solidité, le cheval allait tous les jours de beau temps à la promenade sur un terrain doux.

Avec du temps et de la persévérance l'animal a été parfaitement guéri du *crapaud*, sans la moindre apparence de récidive ni de difformité aux pieds; il a seulement conservé un peu de *claudication* au pied droit antérieur dans l'allure du trot. Depuis trois mois, il fait un très-bon service à la charrette pour le transport des planches de sapin de Laruns à Pau et à Oloron; j'ai occasion de le voir très-souvent, et je remarque que la *boiterie* diminue sensiblement par l'effet du travail.

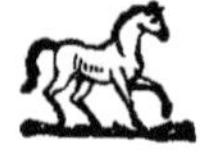

## OBSERVATION

**Sur une ischurie complète (retention d'urine) avec adhérence de la vessie et l'intestin rectum, suivie de la rupture de ces deux organes, le tout survenu à la suite de l'ablation de plusieurs fics ou verrues au fourreau d'un jeune mulet.**

La peau et *le tissu sous-cutané* nous présentent assez fréquemment dans tous les animaux des *excroissances* plus ou moins dures et grosses, en général *indolentes*, dont la forme et la couleur varient beaucoup; il en est de petites de nature *cornée*, qui paraissent ne tenir qu'à la peau et dont la surface est quelquefois garnie de petits *tubercules* plus ou moins nombreux, ou bien d'un aspect *filamenteux*; ces *tumeurs* sont plus particulièrement connues sous le nom de *verrues*; il en est d'autres qui existent quelquefois en très-grande quantité dans le *tissu cellulaire sous-cutané* où elles se trouvent en partie cachées; ce sont de petites *tumeurs*, les unes arrondies et les autres aplaties, très-faciles à faire sortir, attendu qu'elles sont dépourvues de *pédoncules*; il suffit de faire à l'enveloppe *cutanée* une incision proportionnée à l'étendue de la *tumeur*.

Les *excroissances vasculeuses squirreuses charnues* et *à base étroite* sont plus généralement connues sous le nom de *fics*. Ces productions sont d'abord moins grosses que des noisettes, puis comme des noix, et la plupart parviennent en très peu de temps à une grosseur considérable; en grossissant elles prennent des formes irrégulières; elles sont tantôt grisâtres, tantôt rougeâtres et saignent au moindre frottement. C'est ordinairement d'un à trois ans que ces *végétations* commencent à paraître, il en est beaucoup qui persistent dans le même état pendant toute la vie de l'animal.

Il découle ordinairement de ces productions une *humeur purulente* d'une odeur *âcre* et *fétide.* Quoique ces *végétations anormales* diffèrent beaucoup des précédentes tant par leur forme que par leur manière de se développer, elles forment toutes à peu de différence près la même maladie, et très souvent ces mêmes variétés existent dans le même animal; au reste leur nature est la même et elles ne diffèrent que par la forme qui leur est particulière. Ces *excroissances* se remarquent le plus fréquemment aux *oreilles*, sous le *ventre*, aux *arcs*, au *fourreau*, à la partie supérieure et interne des extrémités; j'ai également vu des chevaux dont les *lèvres*, le *nez* et le *menton* en étaient entièrement recouverts.

Tous les animaux sont sujets à cette maladie, mais les mulets et les ânes en sont le plus souvent affectés; les bêtes à cornes y sont aussi très sujettes; dans les jeunes chiens, la gueule est ordinairement le siège de ces *productions végétatives*. J'ai souvent vu chez les mulets, le *four-*

*reau* et même l'extrémité du *pénis* couverts d'une multitude de *bourgeons charnus* que l'on nomme communément *grappes*, sans doute pour leur ressemblance avec la grappe du raisin; ceux-ci sont plus vulgairement appelées *poireaux*. Ces tumeurs sont ordinairement rougeâtres, très nombreuses, d'un égal volume, se touchent presque toutes, surviennent également et même plus particulièrement aux *paturons* et aux *boulets* et alors sont en général accompagnées d'*eaux aux jambes* et d'un engorgement assez considérable de la partie inférieure des extrémités; dans ces cas, il y a ordinairement une *désorganisation* avancée de la peau et la maladie est rarement *curable*.

Quand ces nombreuses *végétations* affectent le *fourreau*, non seulement elles empêchent quelquefois la sortie du *membre*, mais occasionnent même une grande difficulté d'*uriner*. L'observation que je vais citer prouve d'une manière évidente, non seulement que cette affection est quelquefois rebelle par elle-même, mais que les suites en sont aussi très-fâcheuses.

Il existe une autre espèce d'*excroissances végétatives* qui paraissent être de la même nature que les *verrues* et particulières aux chevaux gris, avec cette différence qu'elles sont noires, à surface lisse et polie, ont beaucoup d'analogie avec la maladie connue chez l'homme sous le nom de *mélanose*, et occupent le plus ordinairement le pourtour de l'*anus* et le dessous de la queue, le *périné*, les environs de la *vulve ;* quelquefois elles se trouvent placées sous la peau, d'autres fois elles pénètrent très-profondément dans les *muscles.* Quand ces *productions* ont acquis la grosseur d'une noix, elles restent pendant des années entières dans cet état, semblables à des *glandes adhérentes* très-dures, sans suppuration et insensibles au toucher ; plus tard quand l'animal arrive à un certain âge, ces *tumeurs* se développent, acquièrent des formes variées et parviennent alors, en très-peu de temps, à un volume considérable ; elles se ramollissent, s'*abcèdent*, une abondante *suppuration* d'une couleur noirâtre en découle, et après quelques jours, les *tumeurs* reviennent à leur état primitif jusqu'à une nouvelle *irritation* qui rétablit la *suppuration.* Je pourrais citer des cas qui prouveraient que ces *tumeurs* s'abcèdent quelquefois d'une manière périodique.

**Observation.** — Un mulet de bonne espèce, élevé dans nos montagnes, *bai brun*, *marqué de feu*, âgé de deux à trois ans, taille d'un mètre trente-cinq centimètres, d'une bonne constitution et dans un état d'embonpoint convenable, d'un *tempérament irritable*, appartenant au sieur H...., propriétaire-cultivateur, au hameau de la commune de Lanne, canton d'Aramits, arrondissement d'Oloron.

Renseignemens. — Le propriétaire me rapporta que le mulet était né chez lui, que depuis un an environ, presque immédiatement après la rentrée du pacage de la montagne, des *excroissances* avaient commencé à paraître au *fourreau*, et que les progrès de leur développement avaient été tellement rapides qu'en moins de quatre mois il avait fait enlever un *fic* qui pesait près d'un *kilogramme*. Cette opération était renouvelée chaque fois que les *végétations fongueuses* se reproduisaient; les *caustiques* ne furent pas non plus négligés; souvent on avait cru la bête guérie, mais les *excroissances* ne repoussaient pas moins avec une nouvelle vigueur, et même avec cette différence fâcheuse, que la base de ces *productions* dégoûtantes occupait une étendue presque double de celle qu'elle avait eue dans son état primitif.

Le propriétaire ennuyé du peu de succès obtenus dans le traitement de son mulet, se résolut à me l'envoyer, et le fit entrer dans mon infirmerie le 25 juillet 1834.

État de l'animal. — Tout le *fourreau* ne présentait plus qu'une *masse charnue et bourgeonnée*, d'où suintait une *humeur* abondante, *âcre* et *fétide;* la peau du *fourreau* était tiraillée par la masse énorme de *verrues* qui, dans certaines parties, avaient acquis une épaisseur de trois pouces; elle était dans quelques endroits *désorganisée*. Ces *excroissances* variaient dans les formes

16

et la *texture* : les unes d'une grosseur énorme, *vasculeuses*, *rougeâtres et molles*, occupaient la partie inférieure du *fourreau ;* d'autres moins développées, mais beaucoup plus nombreuses et d'une consistance très-dure comme *cartilagineuse*, affectaient toute sorte de formes. Il y en avait de *globuleuses*, *d'ovoïdes*, les unes lisses et d'autres rugueuses au toucher; celles-ci occupaient plus particulièrement l'intérieur du *fourreau* et gênaient entièrement la sortie du *pénis;* l'animal urinait constamment dans cette enveloppe et souvent avec difficulté. Le séjour de l'urine et son *âcreté* avaient établi une plaie qui tenait toute l'étendue de la tête du *pénis* et l'intérieur du *fourreau*, d'où découlait une *matière grisâtre* et d'une odeur insupportable; le moindre frottement que l'animal exerçait sur ces *excroissances* établissait de suite une *hémorragie* plus ou moins forte.

**Causes.** — En général les causes de cette maladie sont peu connues; on sait seulement que cette *affection cutanée* accompagne quelquefois les *eaux aux jambes*, sans pour cela qu'elle tienne à une *dépravation des humeurs*; elle dépend d'une *affection* partielle du *tissu du derme* qui se trouve en pareil cas mou et relâché. Au reste, il peut en être de ces causes comme de beaucoup d'autres que l'on donne pour vraisemblables quand on ne connaît pas les véritables. Ce qu'il y a de bien certain et ce dont j'ai eu souvent occasion de me convaincre, c'est que les *prédispositions constitutionnelles* de cette maladie se transmettent de père en fils. Le jeune mulet qui fait l'objet de cette observation provenait d'un baudet affecté de cette maladie et qui servait depuis quatre ou cinq ans dans la *vallée de Baretous* à la reproduction des mulets. Plus de la moitié de ses fruits ont eu plus ou moins de ces *excroissances* à la peau; si bien que cet âne étalon fut rejeté par les propriétaires des jumens, quoique du reste il donnât de très-belles productions; le maître fut obligé de le vendre à vil prix.

Le jeune mulet avait passé une partie de l'année au pacage de la montagne, nuit et jour dehors, par conséquent exposé à toutes les *intempéries* des saisons, ce qui a nécessairement contribué pour beaucoup au développement de ladite affection, conjointement avec la *prédisposition constitutionnelle héréditaire* dont nous avons parlé.

Traitement. — Quoique l'état de la bête ne permit guère l'usage des moyens curatifs et qu'en pareil cas il ne soit pas toujours facile de triompher d'une semblable maladie, j'entrepris le traitement après avoir prévenu le propriétaire du peu de succès que j'en attendais.

La bête fut mise à un régime modéré et l'opération précédée de quelques *lotions émollientes;* les *excroissances* étaient tellement nombreuses et à *base si large* qu'il aurait été imprudent de les enlever toutes le même jour. Je jugeai convenable de procéder à cette *opération* en deux fois, à un intervalle assez long l'un de l'autre.

Le 26, l'animal étant convenablement disposé à subir cette opération, fut abattu sur le côté gauche, le membre postérieur droit porté en avant et assujéti d'une manière fixe au moyen d'une plate-longe à l'*avant-bras* du même côté pour mettre à découvert les parties sur lesquelles je devais opérer; la *ligature* étant impraticable, il ne restait d'autre moyen que l'*excision des fics* avec le *bistouri*. Je commençai par *amputer* les plus volumineux jusqu'à leurs *racines*; j'enlevai également toutes les *excroissances* situées à l'intérieur du *fourreau* et qui gênaient la sortie du *pénis*, en observant surtout de ménager autant que possible la peau dans la *dissection*; je cautérisai ensuite les *racines* aussi profondément que possible afin de prévenir le retour des *fongues*; je changeai le mode *anormal* des *tissus* affectés.

Le 27, l'*inflammation* et la *tuméfaction* de la partie étaient considérables; l'animal éprouvait beaucoup de difficulté pour uriner, se *campait* souvent, et témoignait quelque douleur; l'urine sortait en petite quantité à la fois; le *pouls* était *dur* et *plein*. Je procédai d'abord par les *émissions sanguines*, par deux saignées dans la journée de trois litres chacune, puis, par l'action de *vapeurs aqueuses* dirigées vers la partie malade, et souvent répétées dans la journée, par des *fomentations émollientes* et des *injections huileuses* dans le *canal de l'urètre.* Cette médication *antiphlogistique* produisit un très-bon effet; le soir la bête fût beaucoup plus calme et urinait avec plus de facilité; le régime *diététique* fut continué. J'ordonnai pour boisson *l'eau tiède blanchie avec de la farine d'orge.*

Le 28, mieux sensible; *l'inflammation et l'engorgement du fourreau* avaient diminué; le mulet urinait très-souvent, mais avec plus de facilité. Même traitement, à l'exception de la saignée et des *injections huileuses*; je permis qu'on donnât à la bête un peu de menue paille.

Le 29 et le 30, mieux continué. Cependant l'intérieur du *fourreau* et le *pénis* étaient toujours *enflammés* et en voie d'une abondante *suppuration.* Je continuai les mêmes *fomentations émollientes* et quelques *injections* de la même nature dans *le fourreau;* du reste l'animal était toujours soumis au même régime.

Le 1.er août, les plaies survenues à la suite de *l'amputation des verrues* étaient en bonne voie de guérison; *l'inflammation* et la *suppuration du membre* et *de l'intérieur du fourreau* avaient sensiblement diminué; l'urine moins fréquente sortait avec beaucoup plus de facilité; je fis usage du même traitement en soumettant encore la bête au régime convenable.

Du 2 au 6, toutes les plaies étaient près de se *cicatriser*; rien ne semblait s'opposer à une seconde opération, ou pour mieux dire à la continuation de l'opération commencée. Tout étant bien disposé, et la bête assujétie comme la première fois, j'enlevai toutes les *productions fongueuses* que j'avais été forcé de ménager lors de la première opération; j'employai également la *cautérisation* pour détruire jusqu'à la moindre *racine*. Enfin, je procédai comme dans la première opération, et la même *médication* fût mise en usage.

Le 7, l'*engorgement* et la *tuméfaction du fourreau* étaient considérables, et accompagnées d'une douleur violente; l'animal était quelque peu agité, il tenait les membres postérieurs écartés, avait le *pouls dur* et *plein*, les *membranes apparentes injectées*, la *température du corps élevée*, la *fièvre de réaction très-intense*; il se *campait* souvent pour uriner, et l'urine sortait en très-petite quantité, les *excrémens* étaient *durs* et *marronés*. J'eus d'abord recours à une saignée de quatre litres, à des *vapeurs aqueuses dirigées vers le fourreau*, à des *fomentations émollientes* souvent répétées dans la journée, auxquelles j'avais ajouté de la *teinture d'opium indigène*. D'heure en heure un lavement émollient fût administré; *régime diététique*, *boisson mucilagineuse adoucissante*, *de guimauve et de graine de lin*. Le soir les *symptômes* avaient à peu près le même *degré d'intensité*. Je renouvelai la saignée; pendant toute la nuit, la bête resta debout, la tête basse et les *flancs agités*.

Le huit au matin, la respiration était moins laborieuse, l'animal paraissait plus gai, *l'intensité des symptômes* avait sensiblement diminué. Quoique l'animal témoignât toujours beaucoup de douleur dans l'acte d'uriner, le même traitement fût employé, comme la veille, à l'exception des saignées; le soir mieux continué.

Le 9, le mulet paraissait plus gai que la veille; il cherchait à manger; tous les *symptômes inflammatoires de réaction* avaient presque disparus. Cependant, *l'inflammation et l'engorgement du fourreau et du pénis* étaient encore très prononcés, et la bête continuait à se *camper* et éprouvait à peu près la même douleur pour uriner.

Je pratiquai une saignée de trois litres, et j'ajoutai aux moyens *antiphlogistiques* déjà employés, quelques petites *injections huileuses dans le canal de l'urètre;* même régime diététique.

Le 10, diminution sensible de l'*engorgement* et de *l'inflammation du fourreau* et du *membre;* suppuration bien établie et de nature louable; mais *l'inflammation du canal de l'urètre* paraissait s'être propagée jusqu'à la *vessie*, car le mulet urinait souvent, peu à la fois et toujours avec la même difficulté; je répétai la saignée de la veille, et j'ajoutai au traitement déjà employé des *fomentations émollientes sur la région lombaire*. Je pansai les plaies du *fourreau* avec du *digestif* très-doux.

Du 11 au 15, mêmes *symptômes d'inflammation dans les voies urinaires* Du reste, l'*engorgement du fourreau* avait beaucoup diminué; les plaies étaient en voie de *cicatrisation*; le bout du *membre* sortait facilement au-dehors de l'ouverture du *fourreau; l'irritation* permanente du *canal de l'urètre* et de la *vessie* fût vigoureusement combattue par des saignées et par tous les moyens *antiphlogistiques* indiqués plus haut; le même régime *hygiénique* fût rigoureusement observé.

Le seize au matin, je trouvai le mulet très-agité, piétinant des extrêmités, se *campant* à chaque instant, écartant les membres postérieurs et portant tout le corps en avant; l'urine coulait en petite quantité, la tête du *pénis* paraissait plus *enflammée* que les jours précédens, le *pouls* était dûr, fréquent et élevé; l'animal tremblait par momens, et ressentait par intervalles un grand abattement, auquel succédaient des mouvemens désordonnés.

Je pratiquai une saignée de trois litres, secondée par tous les moyens *adoucissans* possibles; à midi les efforts furent plus violens, l'animal se roulait et regardait à chaque instant son ventre, frappait souvent du pied sur le sol; à chaque instant il se *campait;* l'*excrétion de l'urine* était nulle, le *pénis* hors du fourreau, le *pouls toujours fréquent, plein et tendu*, les *membranes apparentes, enflammées.* Au moment où j'allais passer la main huilée dans le *rectum* pour reconnaître l'état de la vessie, la bête se jeta par terre avec violence, se releva de suite, et ce ne fut pas sans étonnement que je vis sortir par l'*anus* l'urine très-chargée, abondante et d'une *odeur alkaline.* Le mulet fut promptement soulagé; cependant les efforts continuèrent, mais avec moins d'*intensité*, et beaucoup moins fréquens; chaque fois l'urine sortait par l'*anus.* Je continuai le même traitement que les jours précédens, à l'exception de la saignée.

Le 17, l'animal était plus calme, mais il continuait à *uriner par l'anus*; les efforts étaient moins fréquens, l'*inflammation du pénis* et des parties environnantes avait un peu diminué; les plaies du *fourreau* étaient de belle nature et en voie de guérison; même traitement.

Le 18, l'urine avait presqu'entièrement repris son cours naturel; le malade se trouvait dans un état très-satisfaisant; je continuai les *bains de vapeur* avec les *fomentations anodines* et permis un *régime hygiènique* un peu plus nourrissant.

Du 19 au 25, le mulet fut en bonne voie de guérison; l'urine sortait abondamment et avec facilité par sa voie naturelle. Je continuai à panser les plaies, mais comme des plaies simples, jusqu'au 2 septembre, où le mulet fut remis à son régime d'habitude et renvoyé à son maitre radicalement guéri. Deux mois après, ce mulet fut vendu à un Espagnol à un prix très-avantageux.

En remontant aux *causes* directes de cette *affection*, nous trouvons que l'*ischurie* n'est due, en premier lieu qu'à une violente *phlegmasie* du *canal de l'urêtre* et surtout du *col de la vessie;* que cette *inflammation* s'est emparée de toutes les *membranes de cet organe* et a établi une *cystite* qui s'est même communiquée aux parties environnantes et surtout à la partie moyenne *de l'intestin rectum*, à tel point, que celui-ci *et les tissus de la vessie* ont formé une *adhérence anormale morbide ;* que dans les violens efforts du mulet, la vessie s'est trouvée distendue d'une manière considérable, et qu'une rupture s'est faite au centre de la *cicatrisation* dans l'endroit où les *tissus* devaient nécessairement se trouver le plus affaiblis par l'effet de l'*inflammation* ou bien des *ulcérations*

Ce *phénomène pathologique* mérite, selon moi, une place dans nos *annales vétérinaires* et peut être mis au nombre des cas rares.

# TABLE DES MATIÈRES.

www.ingramcontent.com/pod-product-compliance
Ingram Content Group UK Ltd.
Pitfield, Milton Keynes, MK11 3LW, UK
UKHW020547180726
13838UKWH00001B/93

9 782329 397177